鍛鍊你的

生存體力

FIT to SURVIVE

體能新貧族最需要的運動懶人包

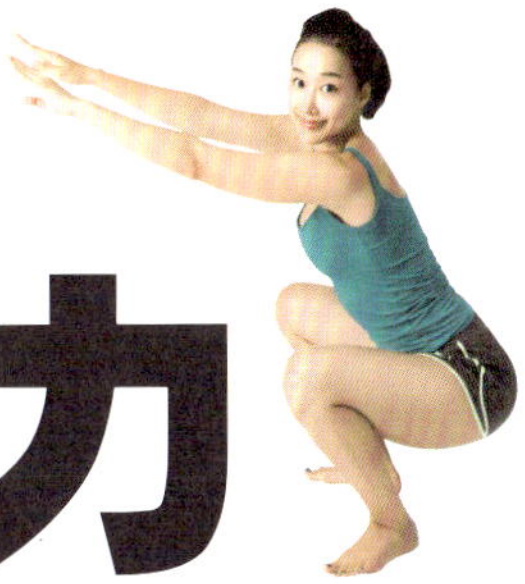

Fitology 體能學研究工坊／著　宋佩芬／譯

佳評推薦

沒有運動習慣、或不了解自己體能狀況的人，在面對五花八門的運動項目時，往往會無所適從、或只是追隨流行，而選擇了超出自身負荷的運動，結果因難度太高而心生挫折、甚至適得其反損及身體健康，這是在「全民瘋運動」風潮下不可不慎的一點。

本書以創新務實的觀點看待運動和健身，強調在減重或塑身之前，建立基礎的體能才是生活的根本，十分適用於疲勞忙碌的現代人。書中並提供日常的鍛鍊計畫和詳盡的操作解說，讓入門者也能確實掌握要領、避免運動傷害，配合自身的程度從易入難地培養運動的習慣。希望你也能藉此和運動締結起美好的關係，以飽滿的精神享受人生。

——壢新醫院運動醫學科主任 林頌凱

「好看，更要好用！」「運動一定要正確、要追求健康！」一直是我認為運動或健身最重要的原則。很高興，這本書說出了一樣的理念。

我們有時候為了短暫的「好看」，卻付出了健康；有時候為了貪圖一時的快樂，卻造成自己長期的痛苦。甚至，只想躺著、坐著或吃什麼「仙丹」，就可以永保青春美麗又快樂……我們都知道那是不可能的事情，卻有許多人矇著眼睛相信，或者說寧願被騙、懶惰，也不想好好策勵自己，去健健康康地流汗運動。我很喜歡這本書的真心直言，我相信你也可以從中學到讓自己更健康、更有生命力的知識與觀念。

——力格運動健護中心創辦人 甘思元

很有實用性，最重要的是有趣。長期以來身為舉重選手的經驗告訴我，比起專業的健身運動，一般人更渴望加強基礎體力。這本書提出了最具體、也是一般人最需要的運動計畫和健身方法，不只充滿活力，也能以此為根基再去學習其他更高階的運動。

——北京奧運男子舉重金牌 史載赫

對脊椎和關節經常疼痛的現代人而言，本書介紹了什麼是真正最需要的運動，其中融合了作者的教練經驗和醫學上的生理知識，穿插敘述的個人故事，更是像讀小說一樣耐人尋味。韓國至今從未出現過以「生存體力」為主題的運動保健書，我想以後也不會再出現。

——麻醉科專業醫師、紫陽痛症醫院院長 金俊秀

即使是同樣的材料，用法一旦不同，可能成為良藥、也可能變成毒藥。作者將我們日常生活中可以接觸到的材料，調製成了對身體有益的藥。以多元的經驗為基礎，介紹如何進行身體運動和飲食改善，本書可以成為我們下定決心創造健康的基石。

——盤浦徐英俊中醫院院長 徐英俊

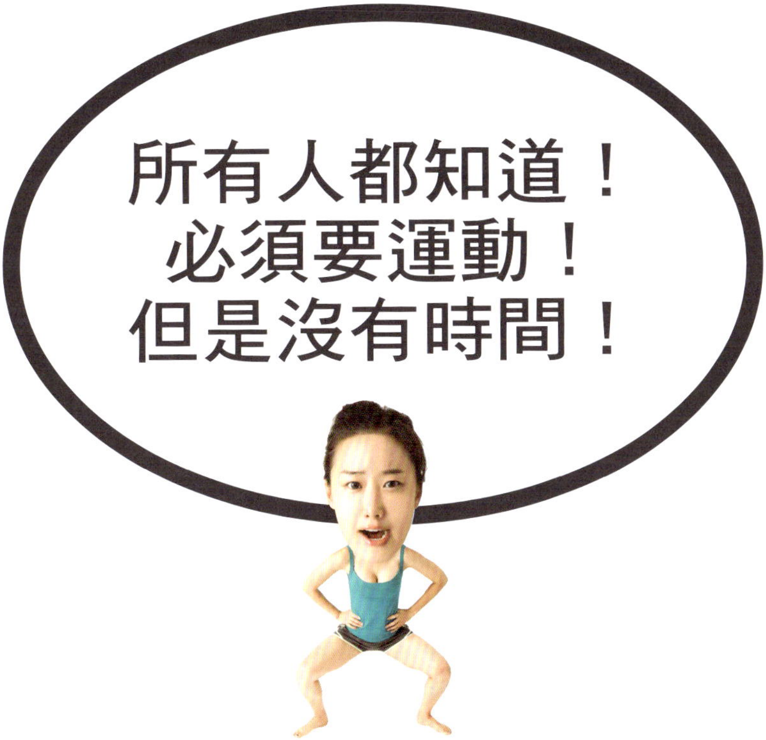

跟隨我們一起開始吧！

為自己的身體和人生付起責任，
用**最少的時間**儲備**破表的生存體力**！

序文

比起好身材，我們更需要的是好體力！

先講結論——如果你是因為想有好身材或是想減肥，而拿起這本書，我要誠懇地拜託你把書放下。我不希望被騙了那麼多次的你又再被騙一次。

你已經上過很多次當了，電視上那些身材窈窕的藝人們，用三寸不爛之舌把你唬得團團轉，再加上網路上的假減肥情報，你到底花掉了多少金錢和時間？「只要四個星期，身材就可以煥然一新。」假設你曾經相信這樣的說法，你的身材有改變嗎？你是否也想過，身材沒變是因為自己的努力不夠？

雖然再說一次很嘮叨，但你真的是被騙了。事實上，二十年來吃胖、休息夠了的身體，不可能在一個月之內就有所改變，但人們顯然還是期望能快點擁有一副好身材，而這樣的想法早就被商人看穿。這樣的你，跟耳根子軟的老人家有何不同？一聽到「免費」就衝上觀光遊覽車，要不然就是買了一大堆來路不明的萬能藥……所以我們全都被騙了，你不是沒努力過，而是一開始就買錯東西了。我們的身材，要比想像中來得不好對付。

鍛鍊身材是件辛苦的事，需要消化大量的運動，並且規劃出嚴謹的飲食模式。但我們可沒那種時間，因為你要撐過今天這一整天就已經很吃力了。上班族為了不遲到，搭車趕路時都用跑的，為了趕企劃案還必須熬夜加班；想要拿到好成績、進入好公司的學生們，得在圖書館裡坐到很晚；家庭主婦則要哄隨時會哭鬧的孩子睡覺、又得做家事……對這些人而言，哪有時間運動？

當然也可能會有時間，但以我們現有的體力，還是很難即時應付生活中的突發狀況。你上一次做伏地挺身是什麼時候？上一次全力奔跑又是什麼時候？在我們以繁忙當藉口而放著身材不管的同時，我們的體力也在悄然下滑之中。如果還有力氣做運動也就算了，但要是連撐過一天的體力都沒有，卻幻想著能有姣好的身材，這就跟還不懂英文字母的小學生說要當口譯一樣，既愚昧又魯莽。

與其每天花兩個小時在健身房做沒有效果的運動，還不如去多睡一點吧！為了你那充滿疲勞的每一天，多睡一點會更好。身材變好看當然是更棒的事，但對現在的你而言，最需要的是體力。上班時不會打瞌睡、可以坐在圖書館裡讀書到很晚、可以抱著孩子買菜……這就是所謂支撐日常生活所需的「生存體力」。如果對你目前的工作和生活沒有幫助，身材就應該放到以後再來鍛鍊。假使你已經擁有足以承受繁重生活的體力，這本書就拿去墊鍋子或是當衛生紙用也沒關係，你也可以去上健身中心、或是註冊CrossFit Box[1]，追求體力以外的其他運動目標。

1 CrossFit是美國知名的健身公司，其所開設的健身房即稱為CrossFit Box。CrossFit所開發的健身課程，是一種全方位、高強度的功能性運動，藉由田徑、體操、舉重等動作，以進行體能、肌力、爆發力、速度、協調性和柔軟度等的全身訓練。

因為沒時間、因為上了年紀、因為是女生、因為變胖、因為太瘦、因為什麼都不懂，所以喊好累？別擔心，我們可不會像三流商人一樣，用陌生的運動和複雜的食譜來迷惑你。這裡連一項逼你打開錢包採購的運動器材都沒有，也沒有妨礙你日常生活的新食材和新食譜，沒有你不知該如何下手、抓不到感覺的陌生運動，只需要你的身體和你一直在吃的飯菜而已。

難以置信是嗎？請跟隨我們一起開始吧！就算很難相信，也請試著相信我們。原本對運動一竅不通的一對男女，一個除了脂肪什麼也沒有，一個除了骨頭什麼也沒有，我們是怎麼進入生存運動世界的，本書將帶你一探究竟。

啊！在翻開下一頁之前，請再做一件事，就是暫時先闔上書去上個廁所，因為下一章開始會太有趣，讓你捨不得放下這本書。

K寫於Fitology辦公室

目錄

INTRO
失去後才有的覺悟

A—留學失敗，我輸掉了全世界

2月7日　兩年後的仁川國際機場。我快死了，去法國留學後失去了所有。學位沒拿到、愛的人也離我而去。我失去了靈魂，帶著一個空殼身軀回到韓國，覺得一切都完了。我總是想起放在行李箱裡的克曼沙酒堡葡萄酒 ，昨天喝了，今天又喝，明天也繼續喝吧？要是能喝死就一了百了了。

2月15日　晚上空氣冷，目前還沒有想找工作的念頭。在家前面的超市買了特價葡萄酒，不是在巴黎喝到的那種味道。看來飛過了太平洋、大西洋，什麼都會變呢！那個人變了，我也變了。我慢慢地喝著沒味道的葡萄酒，肚子餓了就隨便翻冰箱充飢，一整天吃個不停。

3月2日　不知從何時開始，我不用杯子，而是直接拿著葡萄酒瓶喝。看見窗戶映著自己的模樣，就像我在巴黎北站看到的流浪漢一樣。變得不柔順的粗糙頭髮，曾經穿得很服貼的褲子也穿不上了，只能一直穿著便宜的內搭褲，要是那時候在巴黎死掉就好了。

3月21日　不停宿醉的日子，喝茫到沒有記憶，也因此想起往事。我在二十幾歲時可也發光發熱過，有著深愛的人。曾有男友說要和我像戀人般生活一輩子，說著明年要去馬爾地夫辦婚禮。現在我的腰圍胖到了34吋，穿上正式服裝變得像是量身打造似地超貼身，不論是去香港或東京等世界各地，總會有一兩個朋友愛拿我身材開玩笑。

現在我快要三十歲了，爸媽還不知道我已經回國，誰都沒發現我蜷縮在蠶室一角的公寓裡頭。空氣很乾燥，世界是灰暗的。以往每當我內疚時都會喝的葡萄酒，如今再喝卻已分不出是酒還是水了。好苦，但我停不下來。

4月6日　現在只要一喝酒就會吐，我就像寒冬裡的遊民一樣，嘴巴對著酒瓶大口喝酒，卻沒想到因此毀了身體健康。雖然不喝酒就睡不著，但是吐完後的痛苦，讓我開始害怕喝酒。有時哭到累了，也會停止哭泣。人們常說隨著時間過去什麼都能放下，但真是如此嗎？打開陽台的門，冷風灌了進來，但溫暖的陽光也隨之映照在身上，讓我想起在法國人煙稀少的海邊所感受到的陽光。

在巴黎時我經常走路，這個都市比想像中要來得小。因為我搭公車總是搭錯方向，還是用走的比較快。因為要走很久的路，所以不管穿什麼衣服，我總是蹬著輕便的平底鞋。我在巴黎的家位於十五區和十六區之間，只要朝著艾菲爾鐵塔走就可以到達，而且打開窗戶就可以看見隔壁的艾菲爾鐵塔，真是懷念那段走路的時光。

是因為那陽光嗎？我突然穿上平底鞋出了門，到蠶室附近閒晃。許久不見的太陽，使我的眼睛有點刺痛。再走一下就可以到石村湖了，朝反方向走則是漢江公園。每當風一吹來，像雪片般落下的櫻花真美。我的心情奇妙地起了變化，不管走到哪兒，都有櫻花美麗地綻放著。

我在大白天裡邊賞花邊喝酒。平日下午街頭的人不多，這裡有這麼多公寓，可是人都跑哪兒去了？我坐在長椅上，倒了杯葡萄酒，小口啜飲著。人們沿著步道，不知朝向何處地一直走著——老土地擺動屁股且大步快走的大嬸、穿著馬拉松運動服在跑步的大叔……大家都沒理我，只是朝著某處前進著。

櫻花真的太美，卻也使人寂寞。我很想見朋友，但是沒有人知道我回國了。仔細想想，我已經很久沒在清醒時出門了。我拿出手機搜尋電話號碼，手卻突然停了下來。

我打電話給K了。

K—因為過胖，我被女友狠甩了

雖然現在我也還是不成熟，但是第一次見到A的時候，我是比現在還要廢的首爾大學學生。凡是一般人對首爾大學學生能想像到的不良印象，都曾經在我身上出現過。我會做的只有念書，而且極度討厭要動到身體的事。我長得乏善可陳，身材更是不怎麼樣。我打電玩、讀書，連吃飯也都在書桌上解決。

對我來說，首爾是個陌生的地方，因為在鄉下長大，我對人多的地方總是感到有負擔。不知為何，我總覺得看起來陰沉的新林洞國考村[1]，就像是為我準備的地方。雖然再次回想起那狹小的巷弄還是覺得沉重，但還是比從家裡來回通勤要好太多了。不管怎樣，那時二十歲的我也曾有過一副穠纖合度的身材，宇宙就像繞著我公轉一樣。

那時，我的日常生活和一般人無異，下課後就在國考村附近的餐廳吃四千韓幣的豬肉炒飯或五千韓幣的炸豬排（約新台幣110元～135元），有時也會去看看電影或泡咖啡館。我不喜歡搭著公車或捷運到處晃蕩，所以會發胖也是正常的。又因為發胖不會馬上就看得出來，所以我認為多吃點飯也沒差，反正我周遭的環境、人們都不會改變。那還是我嚷著要登上《新春文藝》[2]成為作家出道的時期，要是還跟當時的女友繼續交往，我現在大概會是胖到不成人形、整天坐在辦公室的平凡上班族吧。

1 新林洞國考村位在首爾大學的正門前，是供準備國考的學生們居住的簡陋、便宜雅房。與貧民窟不同的是，這裡聚集的是國家未來的棟樑、韓國最優秀的學霸，也是最貧窮或來自外地的學生們。

2 韓國知名報社與雜誌社，年末會舉辦詩、小說、散文、戲曲、童話、文評等文學作品比賽，並在新的一年開始之際發表與頒獎。因規模盛大，被認為是踏入文壇的重要途徑。

沒錯，我被甩了。如果被甩的理由是「還不成熟」或「一無所有」，那我還可以接受，但其實是因為過度發胖被甩了。我都快把鏡子看穿了才領悟到，好不容易超過170公分的身高，胸部脂肪卻垂到了肋骨。我這隻豬在汗蒸幕的鏡子前死命盯著自己看，站上體重器時已是108公斤了。

其實那時我心裡覺得很爆笑，108公斤的肥豬，百八肥豬！喔！唸起來還挺順的，百八煩惱[3]、百八肥豬。與二十歲時的66公斤比起來，我胖了40公斤左右，這可一點都不好笑。不管怎樣，我那已經超過C罩杯的胸部都快碰到肚子周邊的脂肪了，這時我才驚覺事態嚴重。

事實上，我早就發覺自己的身體跟以前不一樣了。在捷運站爬階梯時會喘，褲子也穿不下，尺寸一直加大，最後只好買抽繩褲穿；如果要去哪兒處理重要的事，也會因為力不從心而無法做好。和二十歲時相比，薄弱的體力是最大的敗因。脂肪慢慢堆積，體力也悄悄下降，我卻完全沒注意到。想想看！二十五、六歲的年輕人，挺著38吋的腰穿著抽繩褲，又矮又胖地在校園裡闊步走著；因為容易氣喘吁吁，連床上運動也做不了，好像隨時都會掛掉。自己變胖可不是別人的錯。

當然，如果那時候我馬上就開始運動，我想這本書也不會出版了。因為我非常懶，很難勤快地活動身體；我本來就不是喜歡運動的個性，再加上就算想做，也沒有一項很懂的運動。我也想過去爬學校後方的冠岳山，但每次總是在登山口前的時鐘廣場來回徘徊，因為從國考村走到那裡，我的腳踝和膝蓋就已經開始痠痛了。

3 佛家認為人的煩惱有108種，故稱之為「百八煩惱」。

於是我換了個方式，挑戰食療減肥。從斷食開始，到葡萄乾、雞胸肉、小黃瓜、賀寶芙等各種方法……我試了好多種，體重卻只從108公斤變成101公斤，這樣是有改變什麼嗎？而且胸部和肚子的肉竟然又增多了，還導致了急著吃完就吐的壞習慣——只要對著馬桶伸出舌頭，10分鐘前吃下的披薩或炸雞我都會吐出來。我以為催吐是只有女生才會做的事，所以當我看到鏡子裡自己的狼狽樣時，實在覺得很可笑。

我為了減肥而罹患了食道炎，然後就這樣置之不理地回到首爾繼續念書，因為我只會念書。我就這樣繼續胖下去、體力也跟著下降。我把自己寫的小說拿去投稿，卻全都落選，自尊心也跌至谷底。我怕人們看到我的身材會像看到鬼，所以不敢出門，但只是坐著也不會變瘦。那段時光就是不停反覆地惡性循環，要是那時我沒接到A的電話，之後的故事大概也會變得不一樣吧！

A打電話給我時，是四月的某個早晨，我正趴在書本上，流著口水呼呼大睡著。響亮的電話鈴聲迅速在寧靜的圖書館裡傳開，我沒時間確認是誰打來的，只是睡眼惺忪地拿起手機，趕緊跑到外面接聽。

「喂？」

「呀！是我。」

「請問是誰？」

「是我，我啦！」

因為不知道是誰，所以我看了一下手機螢幕，不禁嚇了一跳。兩年後，A回來了。

A—久違的K，讓人大吃一驚

K很開心地接起我的電話，我以為他畢業了，沒想到他還是學生，看起來也不忙的樣子。K說他會趕到我家附近的捷運站。

我拿起酒杯，小口地喝著葡萄酒，坐著等了大約一個小時，K打來了電話。我環視周遭，沒看到長得像K的人，倒是有另外一個人朝著我揮手；我仔細一看，嚇傻了。兩年後再見K，他的身材已暴增成兩倍大，曾經尖細的下巴不見了，眼睛、鼻子都陷在脂肪裡，長相看起來已完全不是我認識的那個人，讓我大吃一驚。不過跟許久未見的朋友聊天真的很高興，我都哭了。K也不問我發生了什麼事，為什麼突然回國？學業怎麼樣？就這麼默默地聽著我說話。

我們聊了好一會兒，從第一次見面和變熟的時候，聊到迄今為止彼此的故事。我小哭了一下，K安慰著我。雖然身材變形了，但他的個性還是沒變呢！見到了朋友，也讓我有了食欲，我很想跟他一起吃飯，但K說他吃過了才來，我又討厭一個人吃飯。後來因為好久沒曬曬春暉，也想順便慶祝他回到首爾，所以我提議去漢江散步。可是K露出不太想去的表情，看起來很疲倦。

變成豬的K和幾乎是營養失調的我，開始在漢江旁散步。我們走在剛才坐著時直盯著看的PU跑道上，路過的行人不時偷瞄著我們。這種反應不難理解，一個啤酒肚晃來晃去的光頭和一個神情憔悴的高個兒女人走在一起，看起來並不搭襯。身材變形的K突然令人感到尷尬。現在的我們，已不可能再回到健康又燦爛的幾年之前。我們不時地聊著天，在江邊走著，越過了一座橋。

帶點泥土味的江風和稍冷的春暉，讓我走著走著，幾乎都快忘了酒的存在。K雖然沒有表露，但看得出來很累。身材膨脹了兩倍大的傢伙，卻顯得異常地渺小，他的落魄幾乎蓋過了我的悲慘。說起來有點內疚，但他的確給了我一種「我不是最慘的人」的安全感。我以為這世界上沒有人會像我一樣絕望，想不到這裡就有一個。總之，我不想再喝酒、也不想吐了，這種感覺讓我很安心。K笑著對我說，因為自己發胖了，所以女朋友好像就此甩了他。第二學期他休學回家，又再回到國考村，放棄了作家夢。我們就這樣走過了第三座漢江橋，他開口說了：

「姊，我看我得回家了。」

他用著很細小的聲音跟我說。這話讓我正逐漸好轉的心情又突然變得失落，他的臉色也因為我強拉他散步而沉了下來。知道他沒錢，所以我給了K計程車費。送走K之後，我繼續在漢江公園散著步，不想就這樣回家，希望延長沒喝醉的清醒時間。我又往回走上之前和K慢慢散著步的那條路。硬梆梆的腿非常痠痛，但我不想浪費這份以正常神智度過一天的安心感。太陽完全下山後我才回家，一走進黑漆漆的屋裡，我連衣服都沒脫就直接昏睡在床上。我沒有喝醉就入睡，真的很難得。沒有吐、沒有哭，也沒有做任何夢。

踏進健身房的K，開始奔跑著的A

在那之後，K和A有一陣子未通訊息，兩人也都無暇聯絡彼此。

K搭上A幫他叫的計程車，回到家就躺了下來。這天他大約走了10公里的路，在他發胖之後還沒走過這麼遠，也因此從腳踝、膝蓋到腰，全身都發痛。

但這時的K沒辦法抱怨，因為A變得和兩年前完全不一樣了。看到曾經是自己偶像的A如此失魂落魄，K也很同情她，只好拖著痛腳繼續陪她走。當他說出想回家時，是因為再也無法忍受膝蓋的疼痛了。

睡了一晚起來腿還在痛的K，去看了中醫。他說自己是走了太多路，中醫師把他全身上下看了一遍之後，說了一句話。

「你必須減肥！」

K說自己就算減肥也總是失敗，中醫師於是勸他多運動，建議他去健身中心，就算只是踩踩跑步機，也會讓身體變得好一點。沒有效果的食療減肥已經浪費K太多錢了，他認為不可能再有更糟的情況，於是就不假思索地去健身房報名，成為六個月的會員。

相反地，A在愉快的散步後睡得很香，並領悟到那陣子猛喝酒是因為生活不如意。她想起在江邊散步、吹風的記憶，不禁一陣鼻酸，因為那時她真的很快樂。A是很瘦削的體型，待在法國時也是長時間在走路，不像K走了腿會痛，所以更想再多走一會兒。

這就是開始。拿著喝剩的葡萄酒，再走著和K走過的路。在岸邊喝了幾口酒，觀察行經的人們之後再回家。路線一點點變長，小杯啤酒取代了葡萄酒，有次她甚至還拿著啤酒罐。

大約過了兩個月，夏天才剛到沒多久，她開始不買啤酒，而是買礦泉水。A每天都從蠶室走到汝矣島公園，在陽光映射下沿著岸邊慢慢走。在公園裡，A看著騎腳踏車、溜冰，還有在步道上跑步的人們。遠遠凝視著這番景象的她，也想試著跑一次看看。

第一次，為了身體好好努力

七月的第一週，A氣喘吁吁地癱坐在PU跑道上，這是以運動鞋取代平底鞋的第一天。才跑了約1公里，她就有著「呼，快死了」、很想嘔吐的感覺，口腔裡冒出了鮮血般的腥味。以前A很會跑步，現在她卻只能坐在地上看著其他人跑過。大家都朝著某個方向，努力地奔跑或走去。

其實她也對這樣的自己感到驚訝。儘管三個月來她幾乎每天都在走路，但有時候仍會泡在酒精裡，她做夢也想不到自己的身體會這麼快就恢復到以往的狀態。不再那麼氣喘吁吁之後，她又想再跑一會兒。在全身血液的循環下，可以感受到肌肉在顫抖著；額頭上的大把汗水漸漸冷掉的感覺真好，A想就這麼繞上公園一圈。

跑累了就用走的，走到不喘之後再繼續跑，如此反覆著。隨著日子一天天過去，繞公園一圈的時間漸漸縮短，跑的時間比走的時間更長了，A也不再過著早上才睡覺的夜貓子生活。

大約九月時，雖然速度還不快，但A已經可以不休息地跑完10公里。那天，她下定決心要試著跑10公里，雖然最後跑到心臟像是快要跳出來，眼前也一片迷茫，但她覺得非常舒暢。那是以前再怎麼醉個痛快也無法相比的感受，就像是快達到高潮前的心情。

跑了10公里，感受到跑步者的愉悅感（runner's high）之後，在走回家的路上，她發覺現在不管是跑步或走路，都已經無法滿足她。想到這裡，她轉換了方向，走到家附近的健身中心，大手筆花了一百九十九萬韓幣（約新台幣57000元）請了個人健身教練。

在A還拿著啤酒罐到處走的五月，可憐的百八肥豬K從四月起就已開始感受跑步機的滋味。第一次，他以每小時6公里的速度只走了5分鐘就覺得腳痛，之後總算漸漸習慣了走路，而一直走到腳不痛了，他才開始注意起周遭的一切。這裡有很多不錯的健身設施，角落裡還有大概在奧運會上才見得到的舉重器材，而且不論男女老少、小魚乾到大肥豬，各式各樣的人們都在為了某些目標而努力著。

接下來，K選擇了器械運動。在偷看過其他人做的運動之後，他發覺仰臥推舉看起來蠻危險的，因為他什麼器械運動都不會，所以打算選個簡單的來做。他第一次挑的是俗稱「蝴蝶機」的Pec Deck Machine，先站在器材旁看著教練說明和示範，然後跟著做，他覺得這項運動比想像中輕鬆，也比走路更有趣。隨著時間過去，日漸平坦的胸部似乎開始凝縮成結實的肌肉，在此之前不曾意識到身體變化的百八肥豬K，也開始覺得自己馬上就可以擁有好身材。

一直到此為止，都是很平常的減肥歷程，但K已經慢慢失去了興趣。第一個月時他每天都去健身中心，到了第四個月，則變成一個月才去兩次左右。做了不曾做過的運動，當然會減掉一些肉，但設下想要擁有好身材的不切實際目標，卻讓他一直處於停滯不前的狀態。設立的目標太高，伴隨而來的挫折感也越大，在八月的某一天，K遺失了健身中心的出入證，也沒有再去重新申請。

士別三日，刮目相看

A再次和K見面，是十二月的事了。A已不再沉溺於酒精，反而比之前更顯活力，K都懷疑自己的眼睛是不是看錯什麼了。

那陣子，A在個人健身中心學會了各式各樣的運動，K曾經覺得危險而沒碰的仰臥推舉，A第一次就嘗試練習了。教練沒讓A有厭煩的空檔，一直不停地為她介紹許多運動。看起來很相似的槓鈴和啞鈴，是她主要的運動選項，此外還有拉繩、長得像砲彈的壺鈴（kettlebell），她也試過拿著和球棒一樣大的棒鈴（clubbell）運動。

十一月左右，A逐漸厭倦了跟著個人教練學習。越是運動，就越想尋求更強烈的刺激，她再也不需要教練指導了。在人生跌落谷底後，她第一次找到了喜歡做的事。她就像海綿一樣，快速吸收了教練教給她的一切，如果還覺得不夠，她就會在網路上和YouTube搜尋資訊自我進修。但光看影片學習還是有限的，沒有人幫她矯正，A於是持續遭遇瓶頸。再也不相信教練的A，結束了個人健身課程，轉而去上健身教練培訓班。

A生平頭一遭拿到了健身教練資格證照。這是留學失敗後她第一次成功做好的事，這使她發狂似地到處收集各種證書。起初是因為對教練不信任而開始學習，如今這反倒成為她生活中最重要的部分。找回了許久不見的熱情，她把存款都掏了出來，從美國認證的健身教練證書NSCA-CPT，到財團法人的皮拉提斯（Pilates）證書、按摩證書等，她就像購物一樣搜刮了許多證照。

看A自然地說著「自由重量」[4]（Free Weight）或「睪丸素」時，K真不敢相信自己的耳朵。K所認識的A從以前就跟運動絕緣，上次見面時，她簡直像酒精中毒。四月那時看到她的模樣，曾令他安心不少，但才過幾個月而已，她就變了一個人，對著K解釋他完全不懂的運動術語。這天，K花了長長的一個半小時聽A說著重量訓練的故事，甚至還聽到她對自己說，「我給你一點錢，你快去個人健身中心註冊。」當然，K基於自尊心並不會接受A的錢，但他也下定決心，要在新的一年重新開始運動。對他來說，五十萬韓幣（約新台幣14500元）可是大錢，但他還是砸下去請了個人教練。

三年後，K打電話給A，急忙說出的第一句話就是——

「姊，我該怎麼辦？」

4 無需機材的輔助，只運用啞鈴和槓鈴進行的訓練，可鍛鍊出延展性的肌力，也比較接近日常生活的動作。

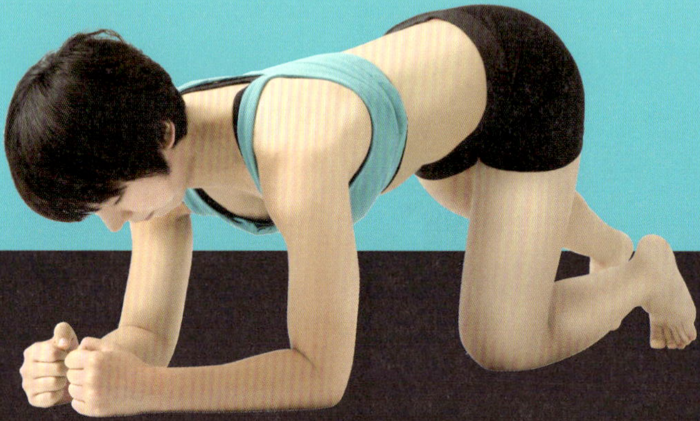

FIT
to
SURVIVE

PART ONE

生存體力，你有多少自信？

CHAPTER 1

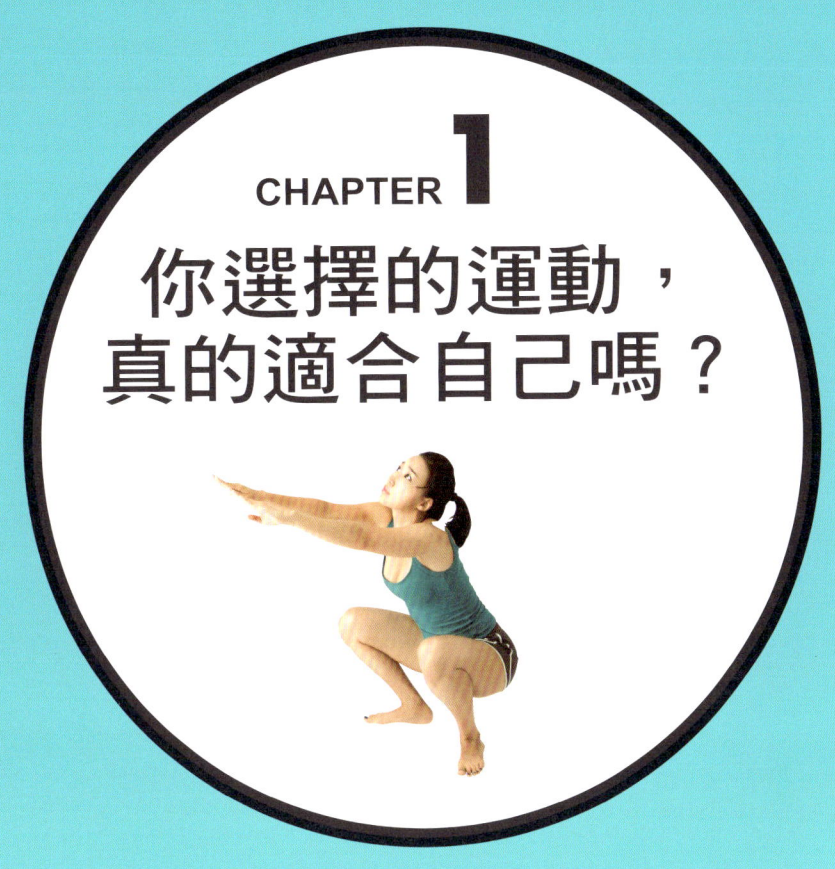

你選擇的運動，真的適合自己嗎？

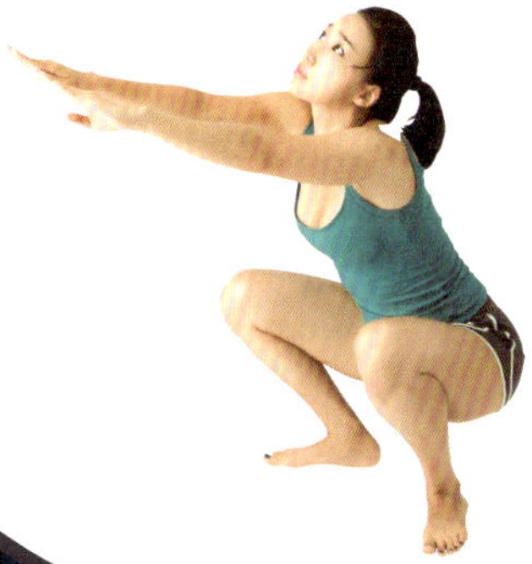

很多人為了培養體力而上健身房，
最先學習的卻都是「塑身」運動，將肌肉分成不同部位來個別鍛鍊。
塑造出來的身材美不美，只是個人喜好問題，
可是到死亡之前，我們都得拖著這個身體生活，
所以必須訓練它具備各式各樣的機能，
讓所有肌肉可以平衡、協調作用，維持活動和生存所需。
等到真正有體力、有時間了，再去塑身也不遲，
六塊肌和蜜腿不是此刻腰痠背痛又喊累的你，需要去考慮的事。

和日常動作相結合，才是最有益的運動

好久沒爬山的你，在沒事可做的週末早晨選擇去登山，心情很暢快，可是從剛剛開始，肚子就有點怪。在想著「應該沒事吧？」的瞬間，肚子傳來了緊急訊號。強忍著快爆炸的感覺，你先環視周遭，看不到廁所，幸好四周沒有人，冷汗滑過鼻樑。這時你會怎麼做呢？

馬桶並不是衡量人類尊嚴的量尺，無論是誰，在緊急情況下都會選擇在草叢裡解決。脫下褲子蹲著上大號，是最自然的姿勢；其他像抱著孩子或搬運東西之類的動作，也是不用人教就可以做得很好。我們的身體會以最本能的方式變換著姿勢。

不管目標是什麼，我們都必須確立運動的理由，因為這影響著體力和身材。事實上，不論是什麼運動，只要先抓一項來做，體力和身材都會變好。只不過在鍛鍊身材時所採取的不自然動作，是你在日常生活中幾乎不會用到的姿勢。而對生活有益的運動基礎，當然就是以最自然、最接近實際生活的基本動作來培養體力。

在此要先談論一下「功能性運動」（functional movement）。顧名思義，這是以「功能」為重點所進行的運動，也就是應用日常動作來鍛鍊，雖然無法像健美先生一樣雕塑身材，卻能打造出輕鬆的生活——譬如上班途中迅速地跳進捷運快關上的門、或是更換辦公室裡的桶裝水，

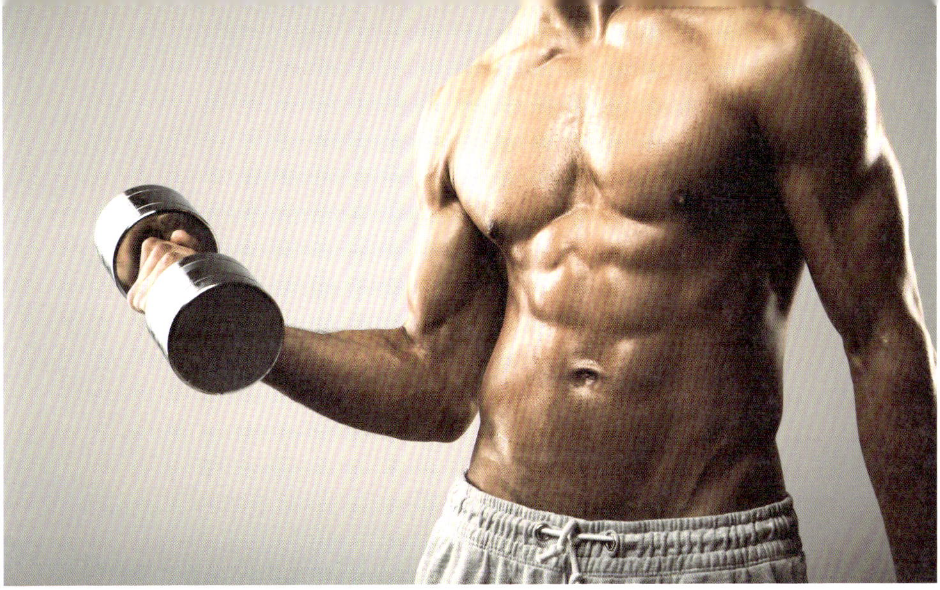

甚至也可以抱起情人往臥房走去。

功能性運動就像是在練習實際會用到的動作一樣，練習就等於實戰。將日常生活中的動作與訓練結合在一起，可以快速確認身體的狀況，這就是功能性運動的好處。而如果它的好處是效果立現，缺點就是訓練強度很高。不過這種運動進行的時間要比其他運動短，則是它的優勢。

請試著想想，不論是健身中心或CrossFit健身房，再不然就是跆拳道道場，不管去哪裡、做什麼運動，至少都要花上一小時。除了週末，一整個月做二十四小時的運動，已經算是花了很多時間，如果把它拿來練習外語，都可以熟練基礎會話了，若是讀勵志書，大概可以輕鬆讀完兩本。要是真熱中於運動，認為金錢或名譽無足輕重，那我也無話可說，但若想在職場上有所作為、想過得更有品質一點，每天運動一個小時可說是奢侈的享樂。在其他人流著汗的同時，你去讀書、看電影，甚至補眠，都更能幫助你成功。

「漂亮的身材」和「好用的身體」是兩回事

如前所述，無論什麼運動，只要做了就會產生體力。問題是，有時間的人為了培養體力而上健身中心，最先學習的都是bodybuilding。Bodybuilding就是「塑身、健美」的意思，將身形打造成有如雕像一般。最近，開始有人推廣起重量性（strength）訓練和功能性（functional）訓練，其實就有著貶抑塑身的意味。小心翼翼下工夫練成的健美身材，就像是用沙紙磨出來的大理石雕像，如果不考慮機能性，塑身絕對是值得尊重的運動，但為了打造那樣的身材，而將自身肌肉分成不同部位來各自訓練，其實從一開始就跟日常生活的動作沒什麼關連。

我們在行動時所使用的肌肉，並不只有一處。像是蹲著上大號時，腰、肚子、腿都貼在一起，就需要平衡住數十條肌肉才行。塑造出來的身材美不美，只是個人喜好問題，可是到死亡之前，我們都得拖著這個身體生活，所以必須訓練它具備各式各樣的機能。這也就是說，「漂亮的身材」和「好用的身體」是兩碼子事。

運動就和清潔車子一樣，自動洗車只洗外觀，清潔引擎卻可以使汽車的性能恢復。如果塑身是自動洗車，那麼功能性運動就等同於清潔引擎了。換掉引擎的油，再將污垢、灰塵清掉，將可維持車子的性能；同樣地，人也可以強化肌肉、心臟與肺的原有機能，這就是功能性運動所要達成的目的。

至此，我們先來整理一下：身材並不是本書最優先探討的重點，我們的目標是要確保大家不論身在何處，都能維持可行的生存體力。比起身材好卻「不行」的男人，雖然胖卻「很行」的男人更受歡迎。等到真的有體力、有時間了，再去塑身也不遲，六塊肌和蜜腿[1]不是此刻彎腰駝背坐在椅子上喊著身體痛的你，需要去考慮的事。

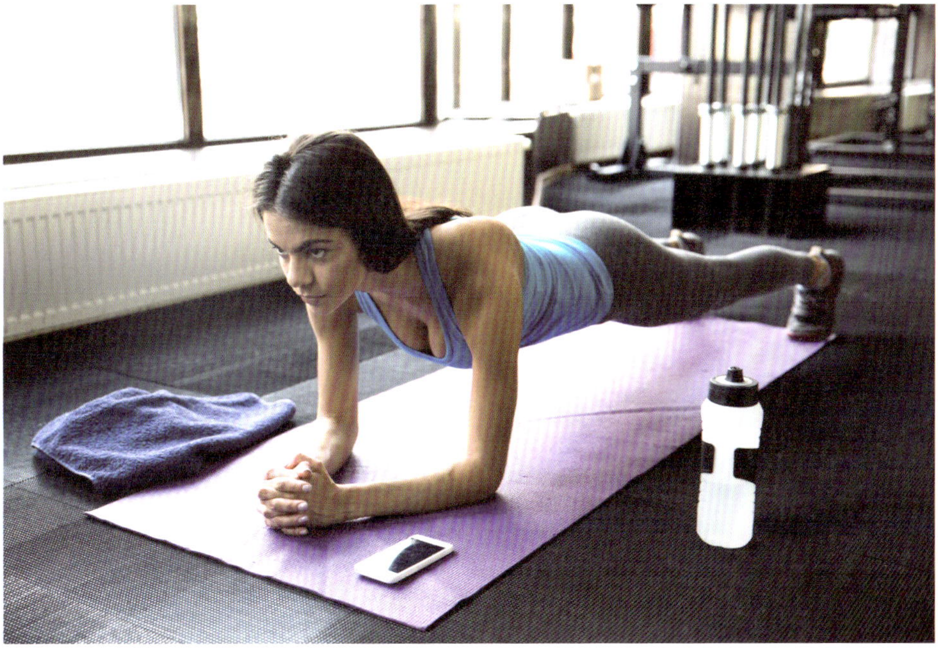

1 「蜜腿」是指經過鍛鍊後曲線渾圓有彈性、結實勻稱的豐腴大腿，近年來在韓國成為新興的身材審美觀念。

與其練習很多種類，不如先做必要的運動

說實話，我也曾經是個很糟糕的教練，就跟只放泡麵調味粉做出料理的廚師一樣偷工減料。

何以這麼說呢？因為我也和其他教練一樣，曾不停勸說會員們多學一點運動。便宜一點的社區健身房，去一次要五萬韓幣（約新台幣1500元）；貴一點的個人健身中心，每堂課可以高達三十萬韓幣（約新台幣8700元）。身為一名教練，當然得讓會員們不覺得吃虧，而這時最常使用的簡單方法就是「增加運動種類」和「弄得複雜一點」。

如果增加運動種類，心肺就會不停地運作，就算是做無器械運動，也可以體驗到身體和靈魂分離的暢快感覺。雖然會員們都是滿意而歸，但實際上，無器械運動是不需個人教練就可以自己進行的。在沒有教練時會更嚴格地逼迫自己，是這項運動的優點，所以沒必要花錢學，這樣你就等於是被教練詐了財一樣。

當然，增加運動種類也不全然是壞事。實際上，「適當地」組合幾個運動且不停地運用，就是所謂的循環訓練（circuit training）。不論是運動或生理學，只要多懂絕對有益無害，問題只在於初學者還分不清楚情報和垃圾之間的差異。有些胡說八道的體質理論者主張「體型遺傳」，一九八〇年代的生理學書籍提到「局部瘦身」（spot reduction），這些觀

念直到現在都還時時迷惑著人們。其實不論是外胚層、中胚層的體型遺傳[2]，在發育生物學理論中都已經過時三萬光年了。腹肌運動再怎麼做，肚子的肥油也不會減少；手臂運動再怎麼做，蝴蝶袖也不會消失。一味吸收非情報的垃圾，只會讓體力陡降，屆時冒出了鮪魚肚，自然會讓人不知所措。

平常要是肚子餓了，就算冰箱裡食材很多，如果不懂得料理，就會想著等誰來做飯，再不然就是餓肚子、或是直接生吃。運動也是一樣，要是不知道如何開始，就會求助於個人教練，或不管三七二十一地東張西望模仿別人。其實就像懂得用電鍋就可以吃飯一樣，只要知道幾項必要的運動，要開始就不難了。

從現在起，我們將教你如何簡單打理一頓飯，一頓比吃蘿蔔或泡麵都還有營養，也比全套韓式定食更速簡、而且只屬於你的飯菜。

2　人類學家薛爾登（W.H.Sheldon）根據人體不同器官的發展程度和胚胎學的內、中、外胚層組織發育特徵，將人的體型分為肥胖型、適中型和瘦長型三種類型。

運動就像吃飯，想生存就一定要做

不知道朝鮮薊也沒關係，就算一輩子沒看過，只要吃得好、拉得好，就可以過得很好。馬鬱草或朝鮮薊其實可以做成好吃的料理，但對於入門者而言有點繁瑣、又麻煩。如果晚上看電視、或是在男性雜誌上看到某種吸引目光的古怪運動名稱，那就是跟朝鮮薊一樣的存在。

賣場的食材區再大，我們常用的也就是那幾種，因為一般人每天吃的食物種類大多是固定的。食材豐富很不錯，但一次能吃的量還是有限，剩菜放進冰箱最後也是倒掉。運動也是如此，雖然種類十分多樣化，但我們真正需要的就是那幾項。在這世上多到爆炸的運動種類中，只需要用一隻手，就可以數出必須學會、又能維持生存體力的運動。肚子餓了，就先洗米煮飯來吃，要是已經買了朝鮮薊就算了，否則沒必要特地採買遠從國外進口的食材來料理。

接下來將介紹如前所述，像吃飯一樣基本的四種運動，曾經做過鍛鍊的人應該很熟悉，只知道呼吸運動的人也一定在哪兒聽過或看過這些動作。覺得無趣嗎？如果想要維持生存體力活下去，即使無聊也得像吃飯一樣照三餐運動，有如攝取基本食材般做這四項運動。

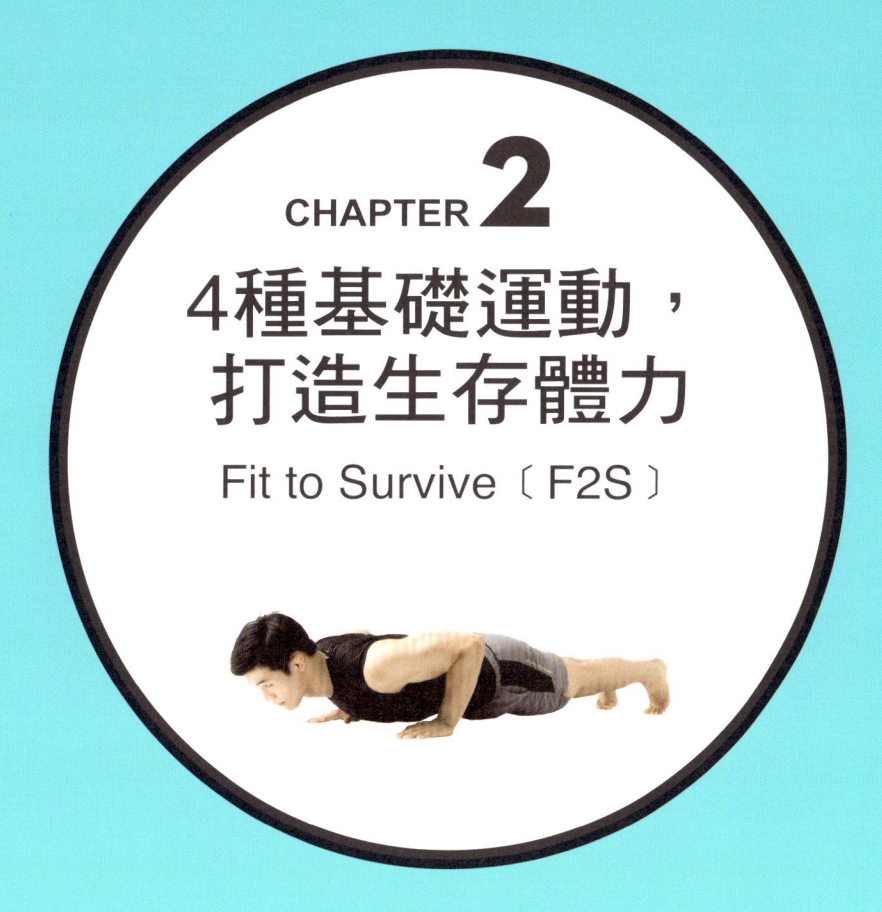

CHAPTER 2

4種基礎運動，打造生存體力

Fit to Survive〔F2S〕

這世上的食材再多，我們習慣吃的還是只有那幾樣，
運動也是如此，雖然種類多到爆炸，
我們必須學會、又可以維持生存體力的運動，
也只要一隻手就能數完。
請記住，心肺功能和肌耐力就是你的體力、時間就是金錢，
只要有如攝取基本食材般，
學會【深蹲×波比跳×伏地挺身×棒式】這4項基礎運動，
你就能獲得破表的生存體力，在戰鬥般的日常生活中取得致勝先機。

EXERCISE 1

深蹲

蹲出全身穩健肌力

SQUAT

不局限於任何年齡層，深蹲都是最熱門的腿部運動。
實際上它是全身運動，能讓你的臀部、大腿、腹部都動得很開心。
雖然我們的目標不是好身材，但只要每天深蹲，也同樣可以蹲出好曲線。
我非常討厭為了塑身得每次窩在健身房裡好幾個小時，
所以平常都只做不耗時又累人的深蹲，
光是這樣就很足夠了。

小朋友們，
深蹲的英文叫
Squat

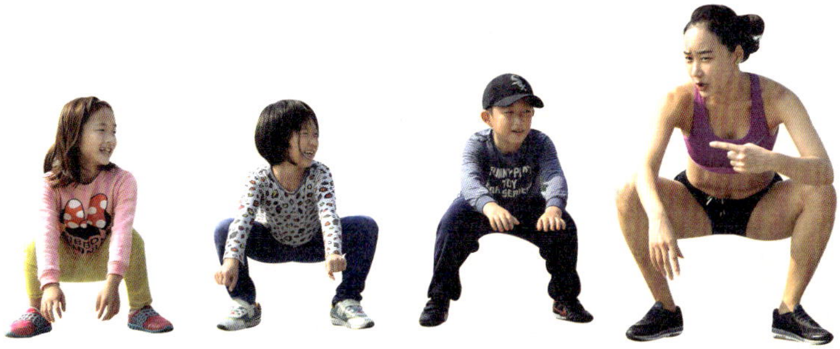

1

站直，以後腳跟為基準，雙腳打開與肩同寬。後腳跟固定，兩腳的大拇指各朝11點和1點的方向張開。

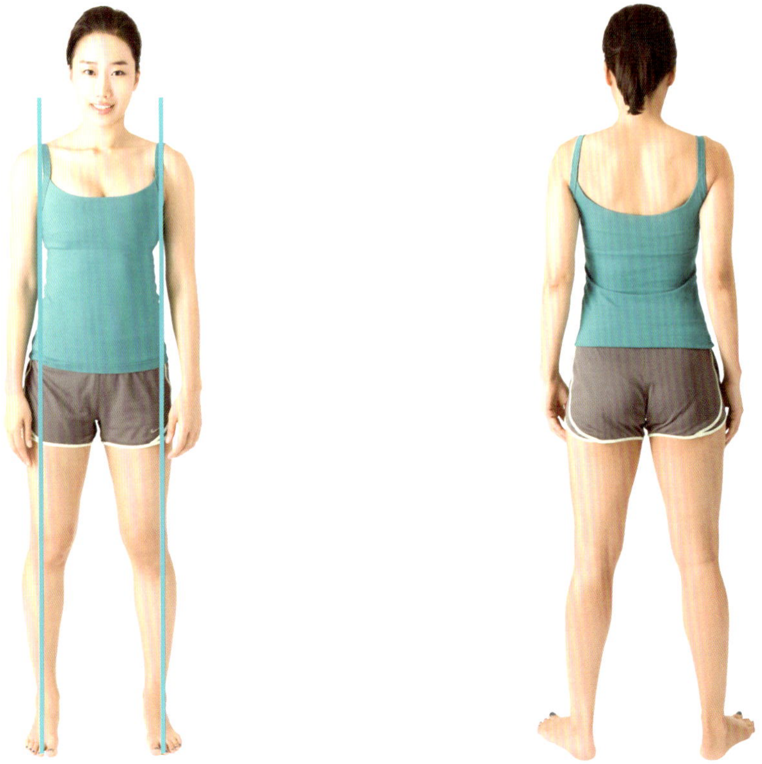

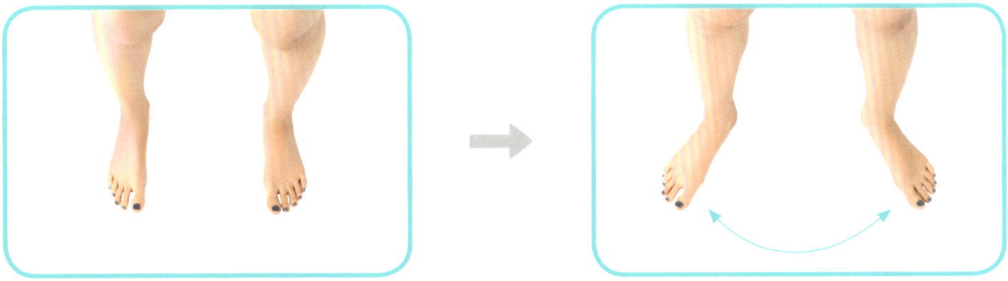

2

——肩膀放鬆，將雙手打直。雙手往前伸直以維持身體平衡，避免在深蹲時往後跌倒。頭部放輕鬆，視線朝手指頭看去。

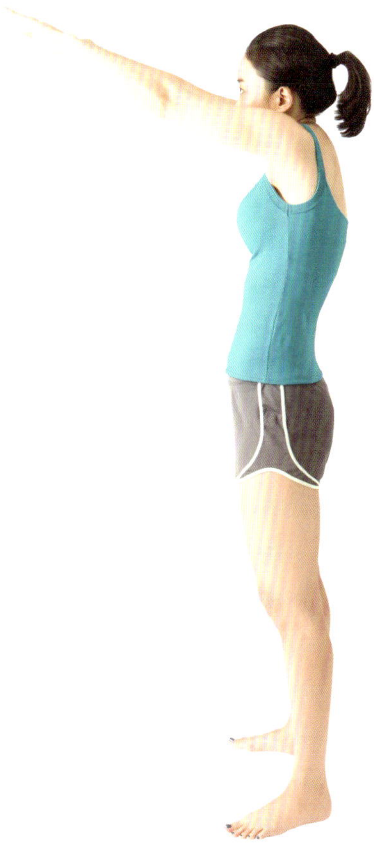

肩膀過度用力

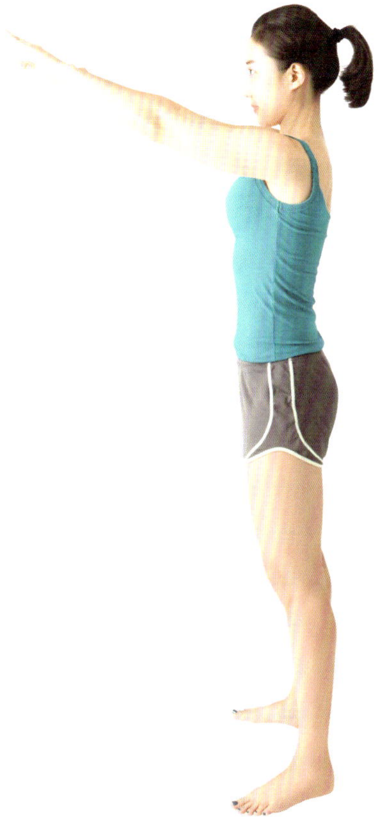

肩膀放鬆，只要手臂直直往前伸

3 — 想像自己的腳底板被強力膠緊黏在地板上。後腳跟不可以抬起，請想像就算卡車衝過來也不能逃走。

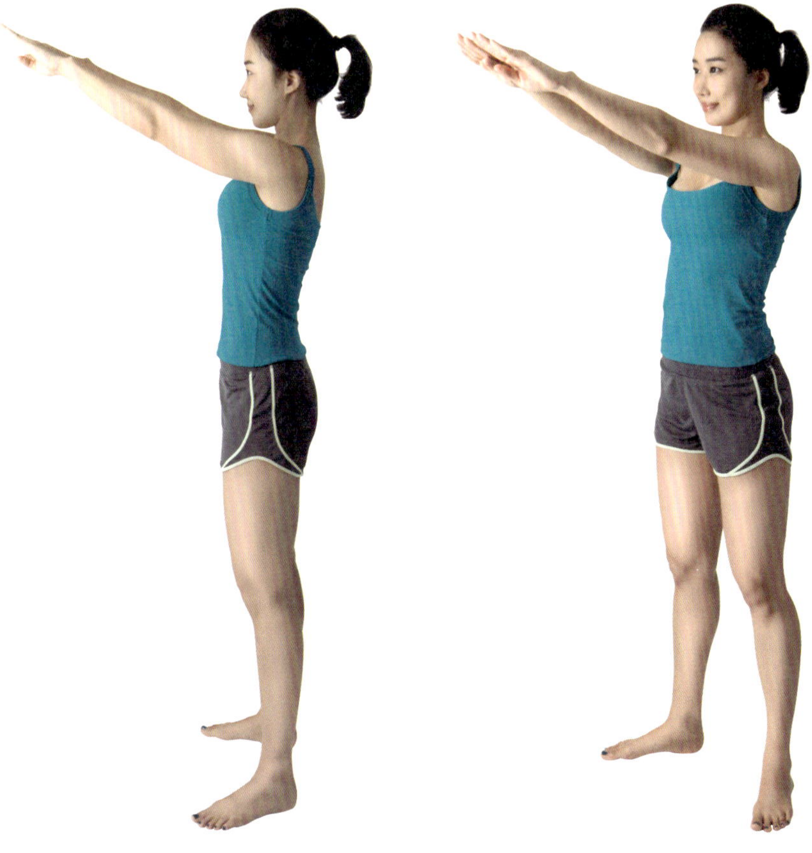

4 腰和腹部用力，讓背部自然呈現圓弧狀的拱形。除了脊椎旁的豎脊肌具有保護脊椎的作用，因用力而變結實的腹肌也是脊椎最大的保護者，不過首先要注意的是腰和腹部都得使力。

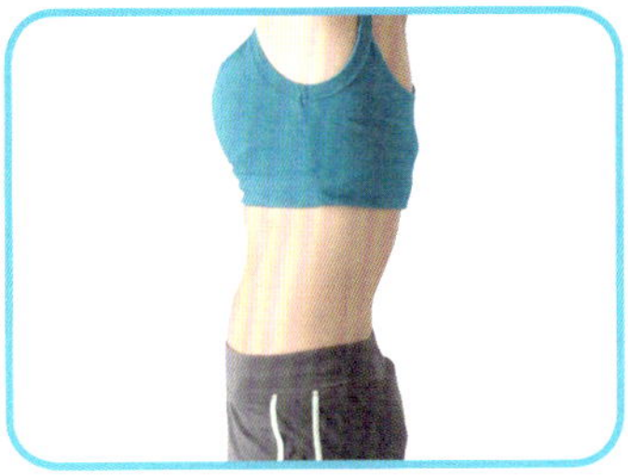

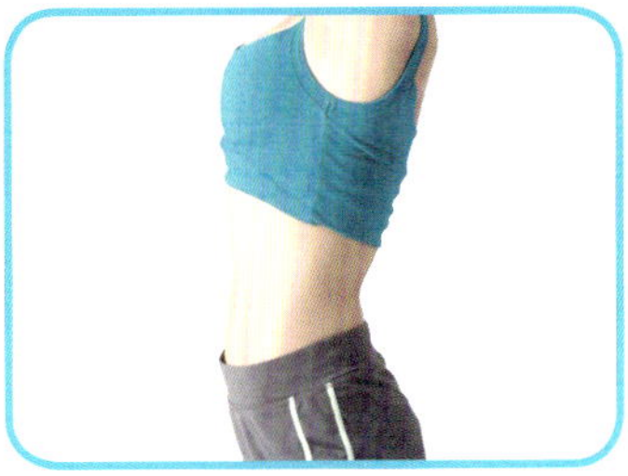

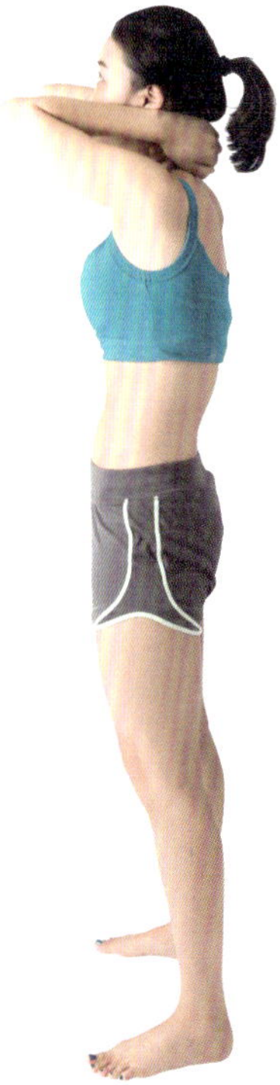

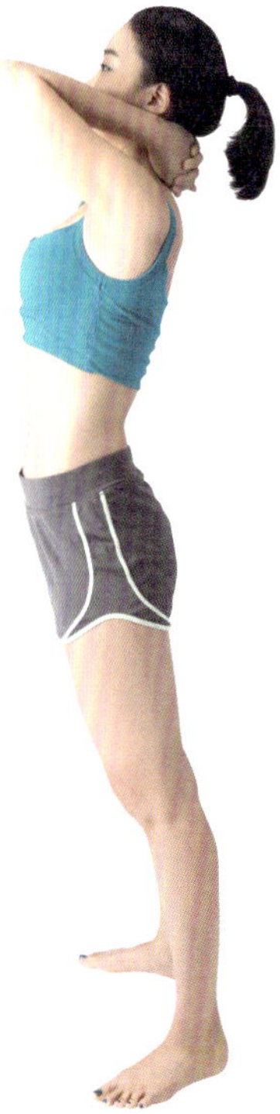

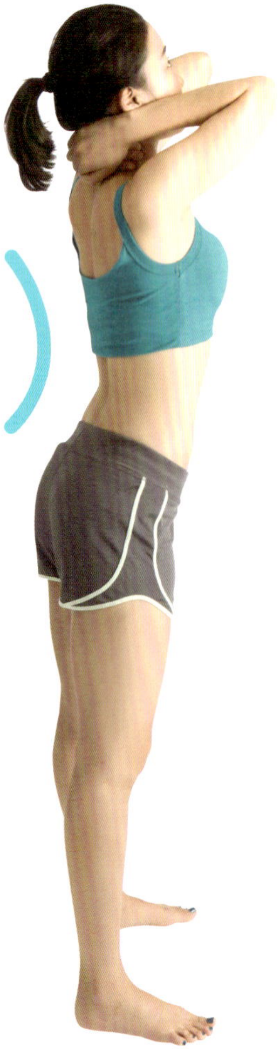

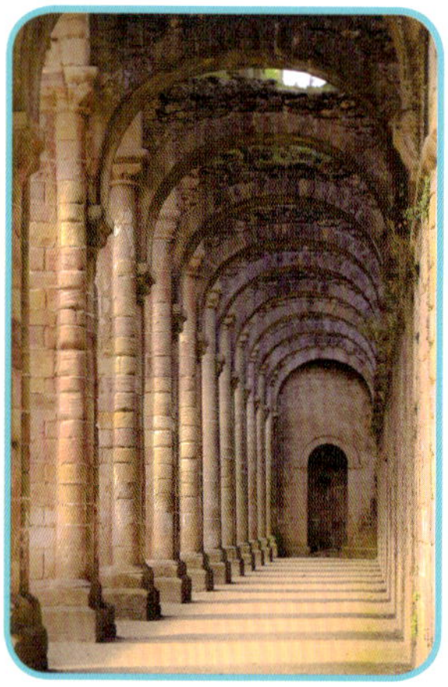

TIP

脊椎並不是一直線，而是呈S形，有著像拱門一樣凹進去的弧線。如果在深蹲時這個拱門垮了，就表示腹肌和腰部都沒有出力。只要脊椎維持拱形，就可以強化腹肌和腰間肌肉，所以要用盡吃奶的力氣維持住這個狀態。

5 — 以半蹲的姿勢，將臀部往後推，拉動大腿內側肌肉，同時兩腿彎曲。

這並不是單純的蹲坐，必須用兩腳平衡身體重心，再將臀部往後推。因為這不是我們平常會施展的姿勢，如果臀部沒有確實往後推，就會變成一般是由膝蓋來支撐身體重量的蹲姿，對膝蓋造成很大負擔。這是大部分初學者常犯的錯誤，所以請對著鏡子檢查身體側面，以確定是否做對了。請務必記住，不要使用膝蓋關節，而是盡可能地使用大腿肌肉。

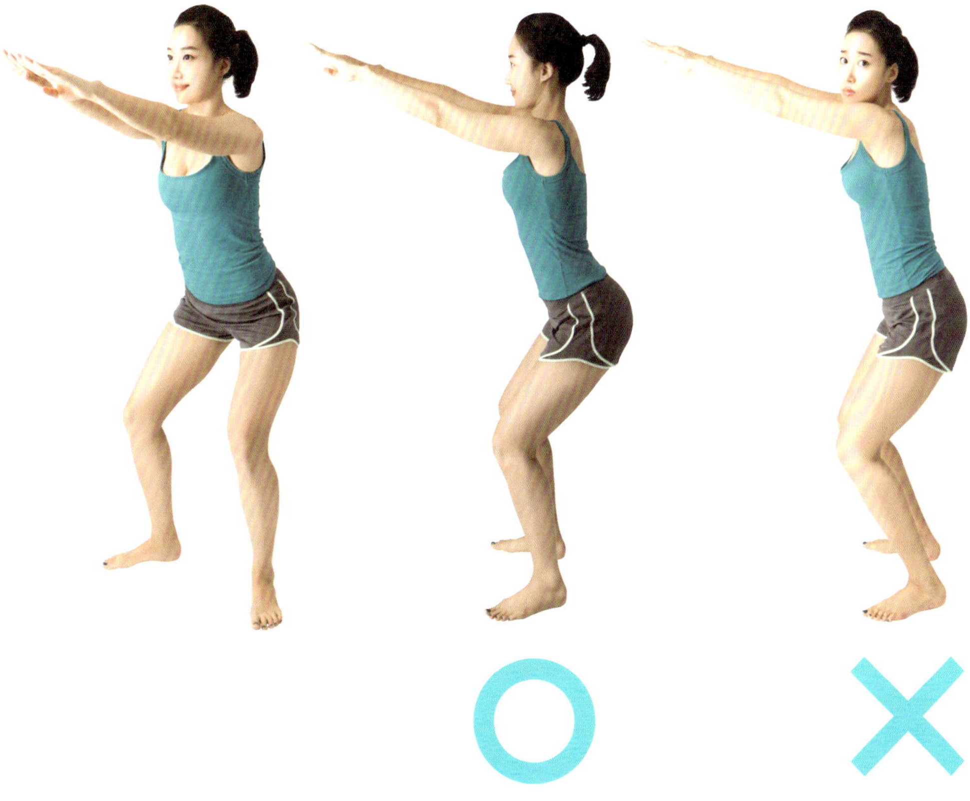

將身體重心放在腳跟上，像快要摔倒般將臀部盡可能地往後推。如果覺得很難抓穩身體重心，就盡力專注於平衡，減慢蹲下去的速度，多注意姿勢。這和單純半蹲時的效果不同，大腿會受到刺激。

若是在練習深蹲的同時，也逐漸熟練了平衡重心的技巧，就可以慢慢試著練習讓双腳承擔全身的重量。想像一下將腳後跟承擔的重量轉移到運動鞋綁蝴蝶結的位置，這樣就簡單多了。但如果還不是很熟練將臀部往後推而不造成膝蓋負擔的姿勢，請先不要嘗試這個方法。

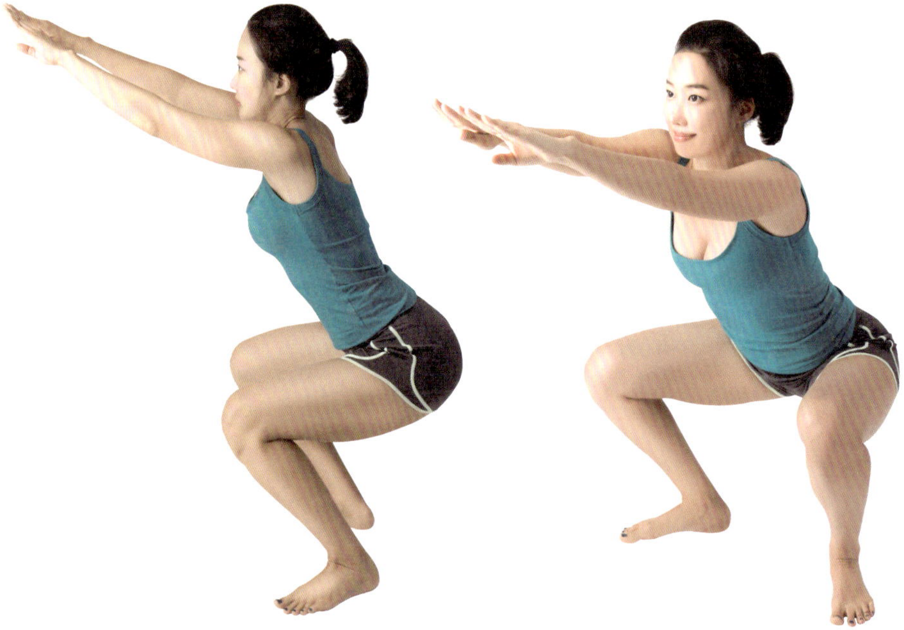

將臀部盡可能地往後推時，腰部的拱門形狀會更不易維持，所以腰和腹部都必須更使力。感受著後腰與大腿的顫抖感，並且盡可能地將臀部往後推。

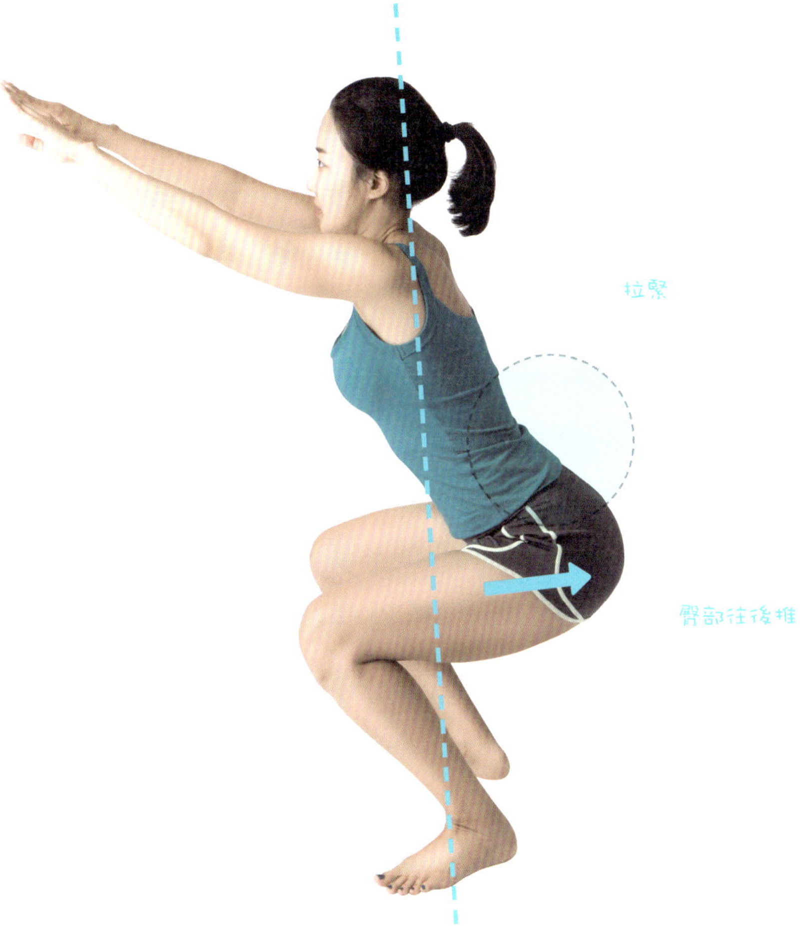

6

—— 將腳底板完全固定在地板上，膝蓋朝外展開並蹲坐。隨著臀部位置的變化，雙腳承受重量的位置也會改變。若讓臀部翹起來，重心會落在膝蓋上；臀部若未維持往後推的姿勢，重心會轉移到腰部和大腿。不想讓膝蓋受傷，臀部就要盡可能地往後推，膝蓋承受的重量也就越少。挺直腰桿撐著，再盡可能地將臀部往後推，慢慢地蹲坐。

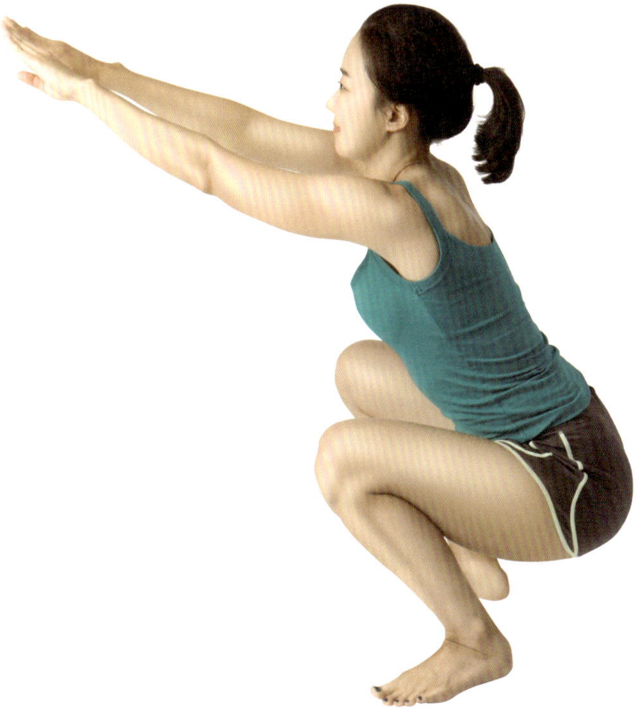

7

讓大腿與地板呈水平狀往下蹲，上身的重心也會跟著下沉。盡可能地往後、往下蹲，如果不蹲得更低，就不叫「深蹲」。膝蓋向外展開地往下蹲，當臀部低到膝蓋以下，就等於開始進行塑造蜜腿的腿後肌訓練。接著再將臀部盡可能地往後推，讓膝蓋承受的重量轉移到大腿後面的肌肉。

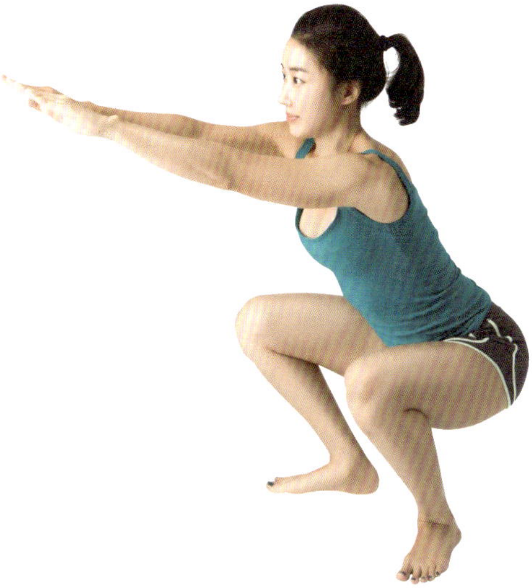

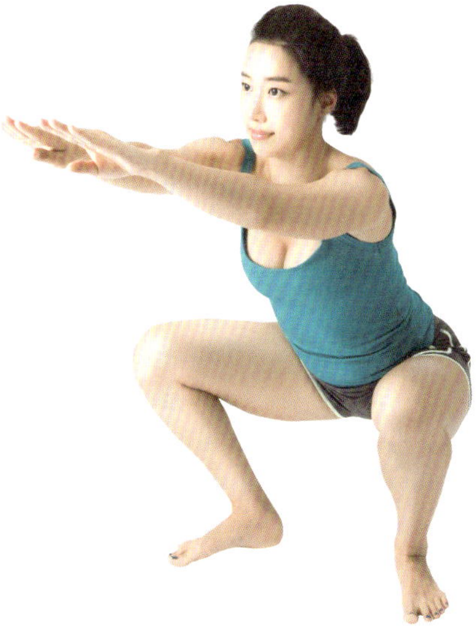

8

站起來舒展全身的關節。不要使用膝蓋，而是將腳後跟往地上一蹬，手臂往後甩，用力地站起來，這樣就完成了一次深蹲。完全站起來之後，臀部、大腿、腹部的緊繃感並不會馬上消失。就算隨著深蹲次數增加而有疲累感，每一次腳後跟還是要像發射火箭般蹬起，第一步就站起來。

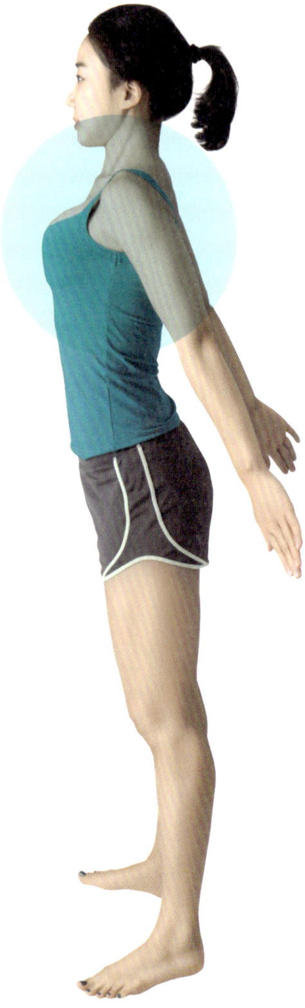

POINT

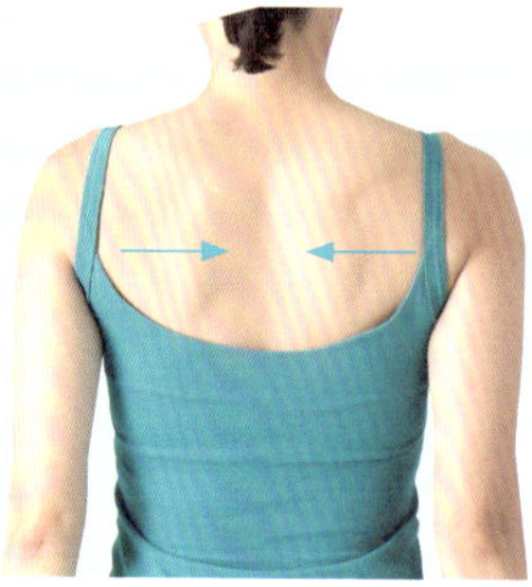

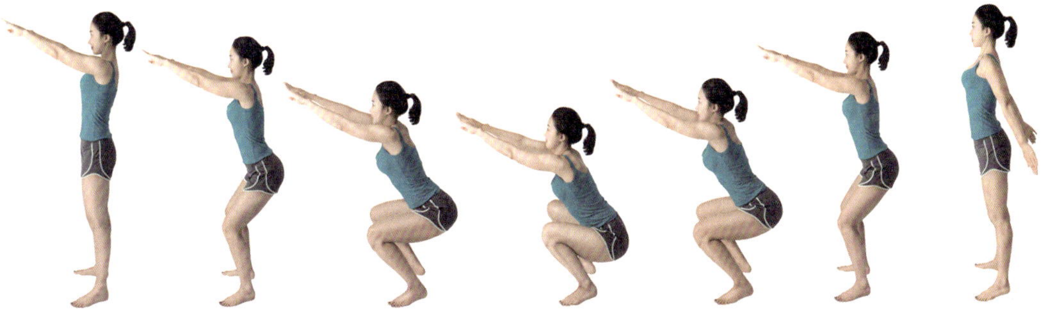

深蹲 動作分解圖

為了超美的背影，好好練深蹲吧！

請先摸一下你的大腿後方，應該可以摸到大塊的肌肉，這就是俗稱的「腿後肌」（hamstring），這塊大腿後方的肌肉是決定偶像藝人的大腿是否為蜜腿的關鍵要素。平常很少有人會為了維持這個部位的曲線而運動，所以能鍛鍊出「蜜腿」可真的是很不簡單。

在健身中心，大家都為了前身（正面上半身）線條拚了老命鍛鍊著。男人們就像在拚年終獎金般，努力增加仰臥推舉的重量、或是在洗澡時偷瞄別人的六塊肌，女人也不遑多讓地努力著，反而是背部和腿部的鍛鍊總被忽略，甚至有模特兒還為了襯托出服飾而不偏好運動。當然這些例子並不完全適用於根本就不運動的人，但是現在連前身運動都不做的你，也面臨著背與腿正慢慢退化的危機——而主要的禍首乃是電腦與智慧型手機。

電腦與智慧型手機已經成為我們身體的一部分很久了，在深陷於這些科技產品的同時，我們也正因為駝背的姿勢，導致上半身正面的肌肉縮成一團，身後的肌肉則是因無力而變得僵硬。你說會肩膀痛和腰痛？生活習慣中的不良姿勢當然會造成身體疼痛，而為了解決這種失衡狀態，就必須靠腿部運動來找回平衡。

雖然是因人而異，但大抵來說，上半身的肌肉要比下半身多，身體正面的肌肉則比後面多；較常使用的部位，運動鍛鍊的效果也會比較好。而我們若想鍛鍊到較少使用的大腿後側肌肉、強化此處的肌力，最理想的頭號運動就是深蹲。

對於剛開始學習全身運動的人來說，做完深蹲會特別「有感」，體會到運動的痠痛「後勁」，這跟平常較少使用此處的大腿肌肉有著密切關連。畢竟，很少有人能輕鬆地用兩手倒立行走，我們始終都是用雙腿在走路、行動，即使等公車時也一樣，而深蹲的優點，就是可以在不給身體太多負擔的情況下，讓你感受到正在運用新的肌肉部位。此時你正以強健的雙腿支撐著自己的體重，對平常總是坐在椅子上的你來說，深蹲是重新找回腿後肌的運動。

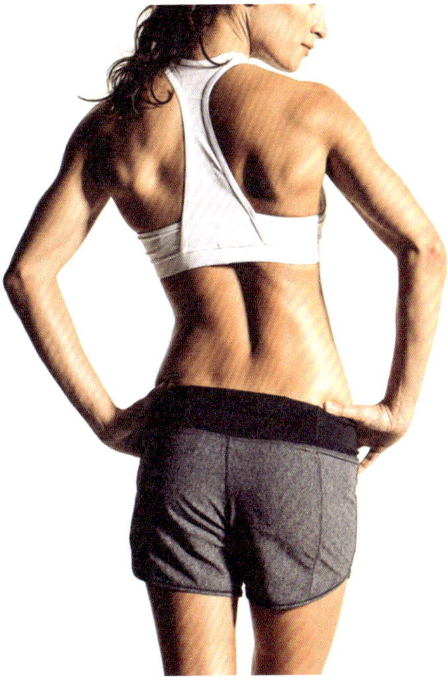

另外，如果持續以正確的姿勢深蹲，會感受到腰間緊迫的痠痛感，這是因為你的背太常倚賴在靠枕上的關係。不一定要在健身房，在家裡做全身運動鍛鍊你的身體與知覺，絕非難事。

CHECK POINT

再說一次，深蹲並不單單只是腿部運動，

而是會運用到全身，可以非常有效地訓練身體的每個部位，

而為了看見效果，做的時候必須維持正確姿勢，每個部位的動作都要確實做好。

你問要注意的事情很多嗎？

現在開始好好學的話，不做其他運動，只要每天深蹲10分鐘，

你也可以從體能新貧族搖身一變成為體力王。

接著就好好利用這次機會，來校正錯誤的姿勢吧！

1＿兩腳間矩與角度

兩腳間矩要與肩同寬，過寬或過窄都無法蹲得很深，很難適當地活動大腿後方的腿後肌與大腿內側的內收肌群。如果以寬間矩蹲下，鼠蹊部會被拉緊；若以窄間矩蹲下，則很難抓住平衡點。

此外，也有人主張深蹲時，兩腳必須平行呈11字形。以健身的角度來看，若是為了刺激腿前肌，這個主張是對的，但這樣就無法讓臀部充分地往下蹲，以致於使用不到腿後肌，反而變成只做了一半的深蹲。深蹲的核心就是要蹲得夠深，因此若要讓肌肉與關節蹲到能容許的最大限度，就關節的解剖學構造來看，腳尖一定要朝外展開。

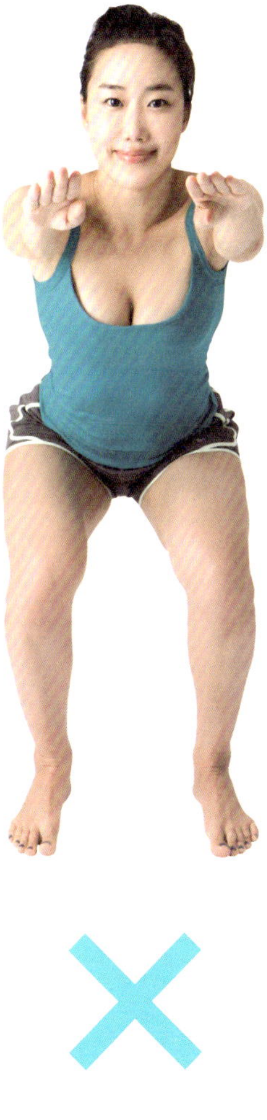

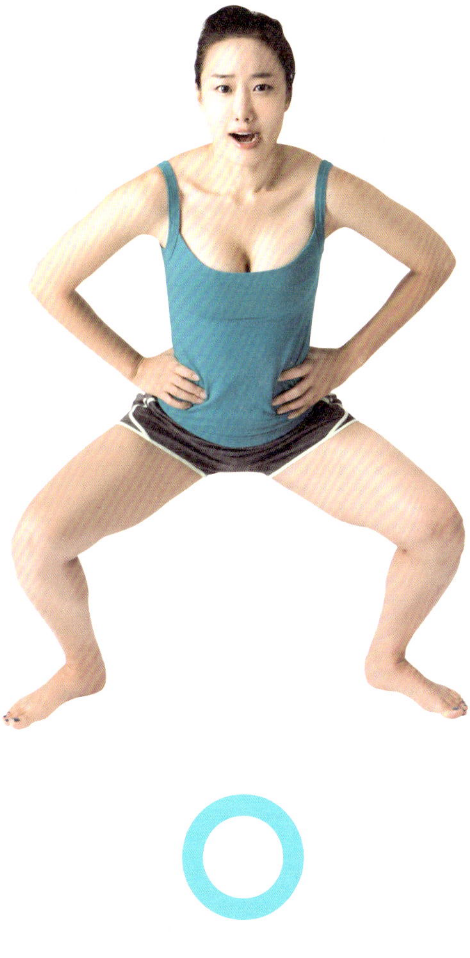

2_後腳跟

若是讓後腳跟抬起，大腿需要承擔的身體重量就必然會轉移到膝蓋上。膝蓋是很脆弱的關節，這樣可能會使身體受傷，所以絕對要固定住後腳跟。

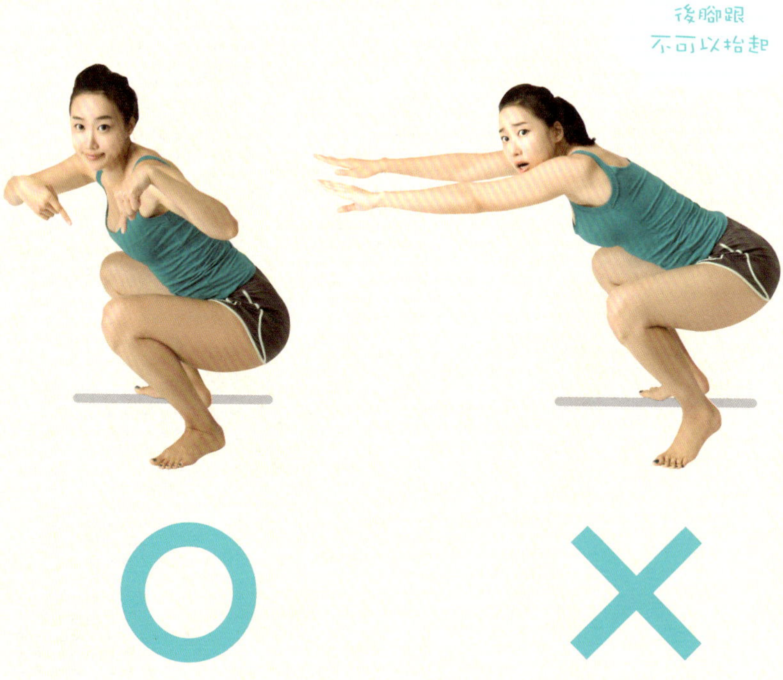

3_膝蓋

如果雙膝未完全張開，蹲下去的時候，骨盆就會卡在大腿間而無法蹲得很深，導致大腿內側的內收肌群使不上力，深蹲就會變成只做一半，所以膝蓋必須和腳尖維持平行。

如果認為雙膝只要適當地張開蹲下即可，那可就失算了，因為雙膝必須往外展開到嘴巴會不自覺喊出聲音的程度為止。這是平常我們並不習慣的姿勢，所以身體為了舒緩疼痛，會反射性地踮起腳尖，但這個狀況絕對要避免。想要讓腳底板完全貼在地面上，就只能充分展開雙膝；不要想著只做得剛剛好就行，而是要盡可能地展開。

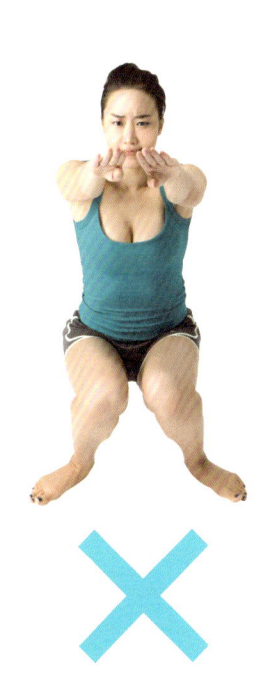

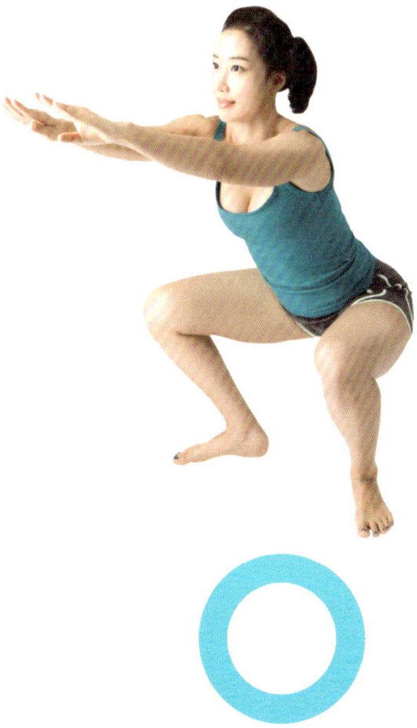

4_處理視線

在二十四塊骨頭組成的脊椎裡，有著許多肌肉。當脖子上下伸展，根據脊椎彎曲的變化，肌肉也會一起運作；如果動作顯得不自然時，就表示這些肌肉是過度緊繃或太過鬆弛。而且這樣也可能會扭到腰，為了預防起見，視線一定要保持自然地看向前方。

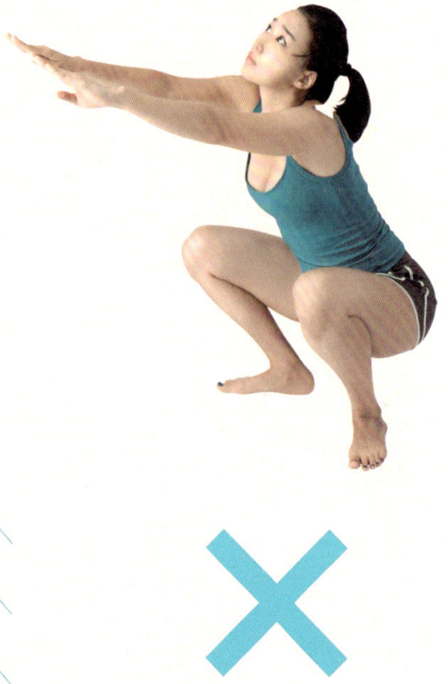

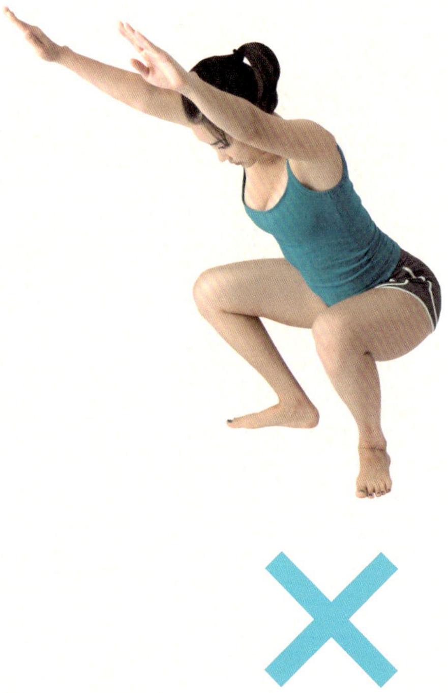

5_腰部拱形

深蹲是全身運動，因此也有人認為會運動到豎脊肌。如果背部的拱門垮了，就表示腰背的豎脊肌沒有力氣，不只無法達到全身運動的效果，對體重較重的人而言，還可能會加重腰椎間盤的負擔。如果覺得姿勢散掉了，腹部和背部就要再使力，以維持脊椎的拱門形狀。

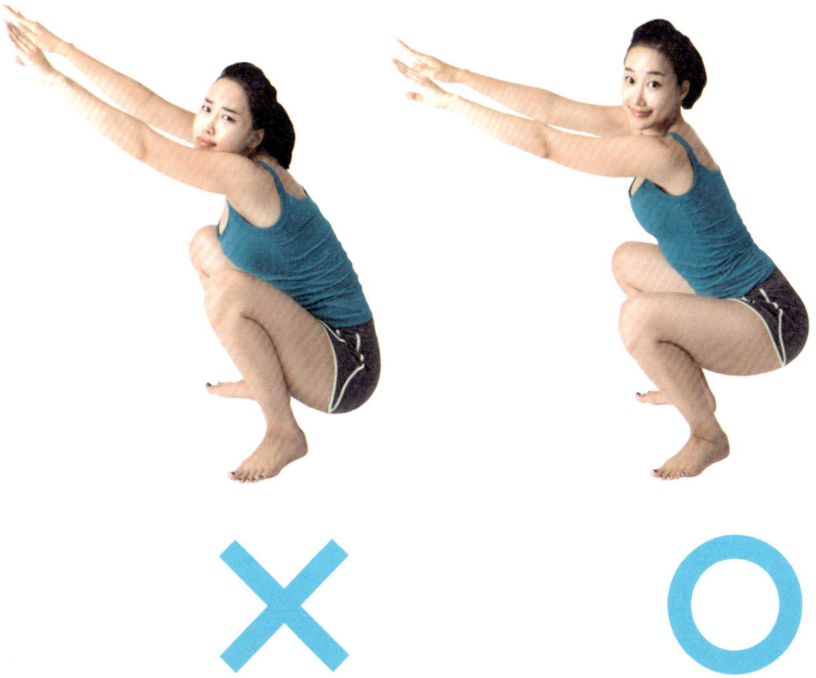

生存體力前哨站——誰都能做到的簡易版深蹲

有些人可能會覺得，到目前為止所介紹的深蹲很難做到，不過請先別擔心。

不只是活力十足的男性，我們也要保障老弱婦孺的生存體力，

不要放棄，試著一步一腳印地跟著做吧！

現在我們將為你介紹各種入門款的深蹲運動。

光是蹲下起身都覺得費力的老人、不曾運動的女性等，

與其勉強自己做著前面介紹的深蹲，

倒不如在熟練了以下的簡單版運動之後，再試著去挑戰會更好。

爺爺、奶奶也一起做！
——輔助型深蹲

1_

先找一張坐下時臀部不會深陷進去、有硬挺度的椅子，家中的餐桌椅子、或是沙發等都行。先站在椅子前約半步距離之外，雙臂朝前伸直。

2_

臀部盡可能地往後推，像是快要坐到椅子一樣；之後如果累了，也可以稍坐在椅子上休息一下。但大腿必須要先朝地面出力，再將全身撐起來，這樣就等於做了一次基本的深蹲。請記住臀部要盡可能地往後推、腹部要出力，而且要維持腰部的拱形。

3_

當次數做到兩位數之後，在維持正確姿勢的同時，光是要以大腿的肌力撐起身體都會變得很吃力。這時可以把手放在膝蓋上以支撐身體站起來，但切記大腿和腰部要持續出力。

除了椅子、沙發，也可以直接疊起書本來做。剛開始先把書疊高到椅子般的高度，然後試著無負擔地開始深蹲，等到動作逐漸熟練，便可一本一本地把書抽掉，以增加蹲下的深度。隨著書逐一被抽掉，我們就可以用肉眼確認到肌力的成長。你可以配合自己的狀況，逐漸調整練習的進程，不要一開始就覺得基本深蹲很難，先在家把書疊起來試試看吧！

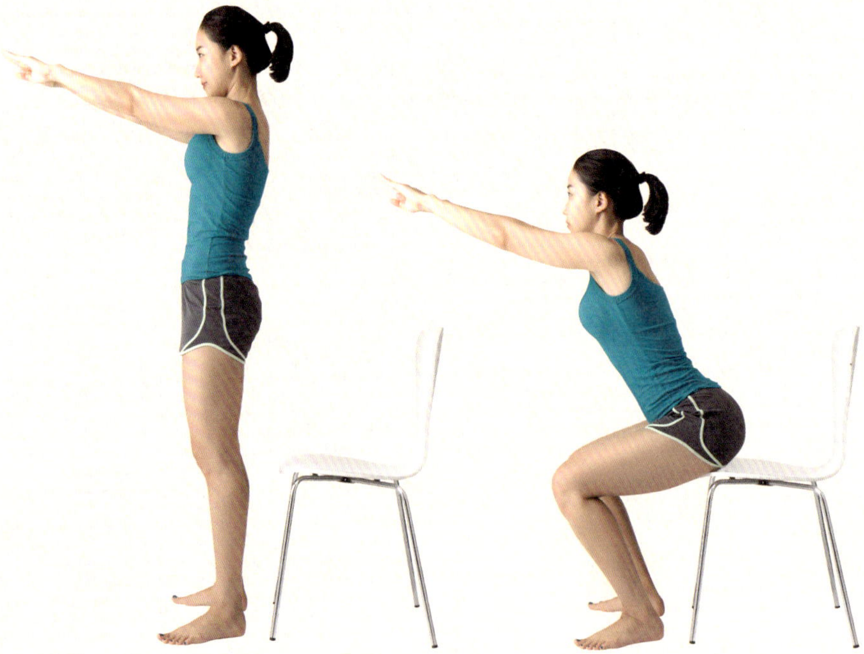

讓硬梆梆的肌肉變柔軟
——內收肌群／腿後肌伸展

雖然伸展操是要在運動前、還是運動後做，仍有許多爭論，但就鍛鍊生存體力來說，我們並不做基本的暖身操或伸展操，而是在運動的同時，就盡可能地活動到最大限度。不過下半身柔軟度很差的人，別說是可以展開的動作範圍了，身體還會更容易記住不良的姿勢，所以在運動開始之前，即使1分鐘也好，還是先花點時間熱身吧！

在大腿的粗厚肌肉與骨頭連結處的鼠蹊部，如果其內側的韌帶（稱為腹股溝韌帶）延展性不佳，雙腿就無法充分展開，這樣的人就很需要伸展操。沒有什麼運動經驗、或是運動神經較差的人在深蹲時，不太了解哪些部位會受到刺激，接下來介紹的伸展動作則可以讓你確實有所體會。因此，就算柔軟度已經很不錯了，也請抱著能夠鍛鍊全身各部位的想法，試著做一次吧！

1_

和基本深蹲姿勢一樣，後腳跟與肩同寬，不要在意姿勢的美醜，盡可能地往下蹲。蹲下後，雙手合掌，手肘放置於膝蓋內側，將膝蓋往外推。這時受到刺激而試著將大腿往內側合起來的就是「內收肌群」（adductors）。

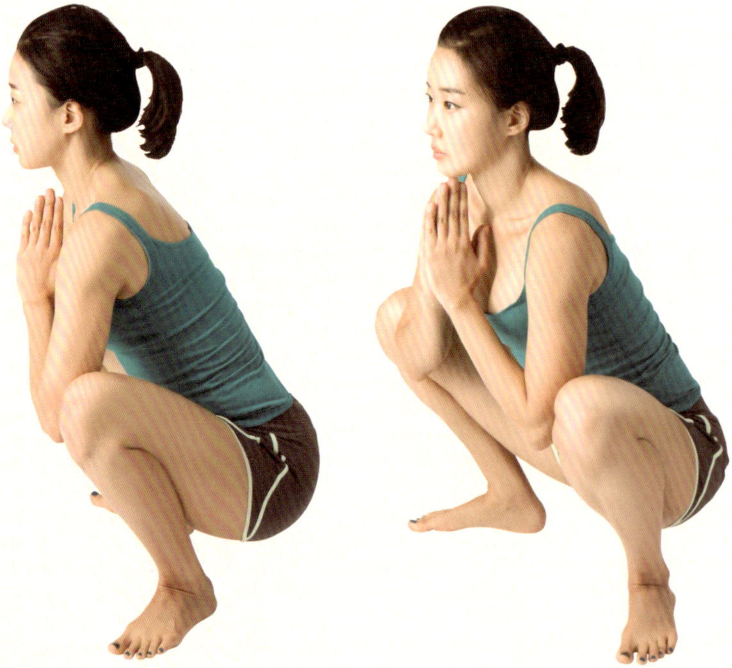

2_

在這樣的狀態下，後腰和腹部出力，以維持腰部的拱形，臀部則往後推且稍稍抬起。臀部往後推、朝上抬時，背部也會自然地傾斜，這時讓大腿緊繃且往後拉的肌肉就是腿後肌。

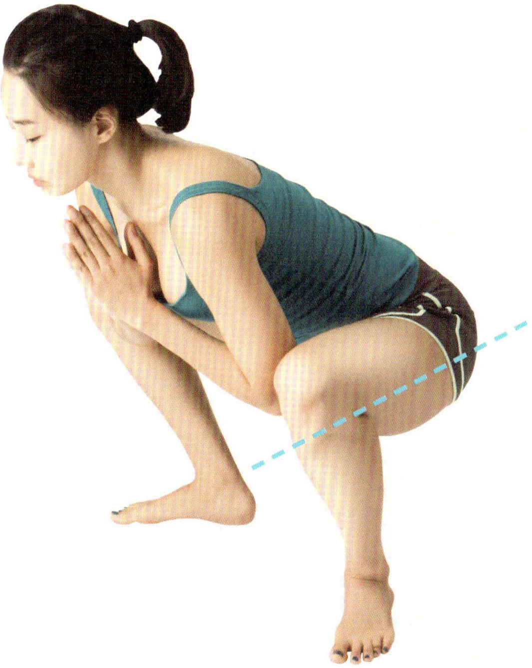

3_

在臀部往後推、背部傾斜的同時，視線只要自然地朝下看，無需刻意地往前、往上、往地板看。這時要確認雙腳是否承擔了全身重量，多留意重心是否過度集中在腳尖或腳後跟。臀部往後推時，會感受到大腿後側腿後肌的伸展，這時合掌的雙手繼續將雙膝往外推，以延展內收肌群。

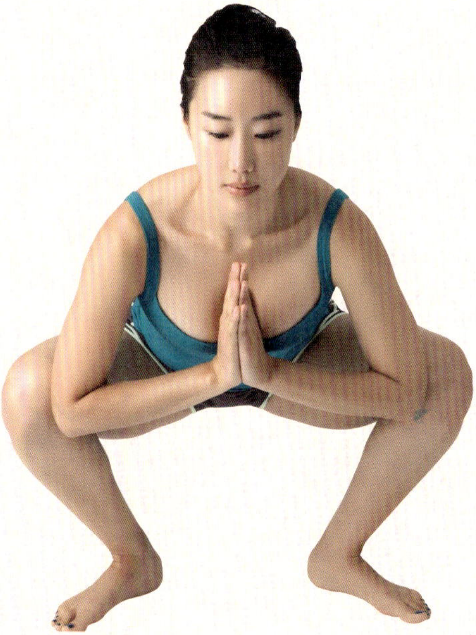

4_

從一開始以手肘推膝蓋，到最後盡力將臀部往後推的動作，反覆做完5次，便可拉鬆內收肌群和腿後肌。將臀部往後推時，每次都要維持5~10秒。

這個動作多做幾次之後，大腿就會充分感受到刺激，而在重複鍛鍊的同時，也能更理解大腿肌肉的運作。完全不運動、或不了解肌肉結構的人，希望你一定要試試看。不管你請了多麼優秀的教練，都比不上自己親身體驗過的感覺。我說的不是那些可以確實掌握要領、而且很了解自己身體的人，或是可以達成最大運動效果的行家，而是請你本人親自體驗看看。

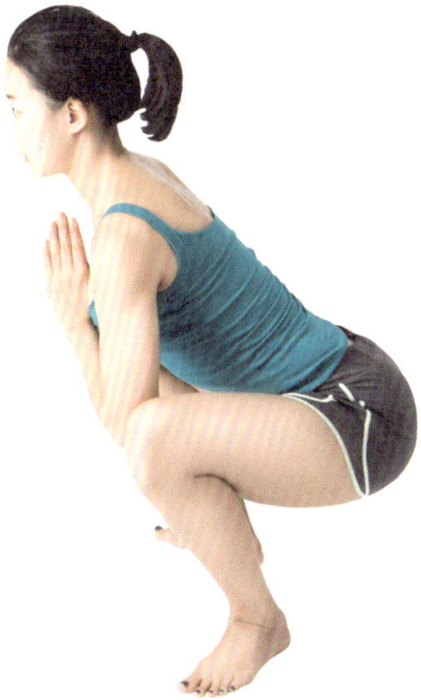

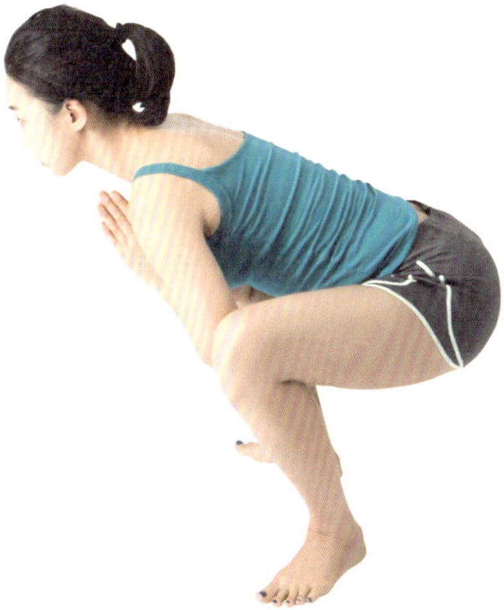

EXERCISE 2

波比跳

高效能心肺鍛鍊法

BURPEE

波比跳測驗、蹲後跳（squat thrust）、PT4……
這項運動有三、四個外號，但它只有一個名字，就是波比跳（Burpee）。
對做過波比跳的人來說，它是同時遭到咒罵與讚賞的運動，
保證能在每小時內消耗大量的卡路里，
但做的時候又會讓人不自覺地想飆髒話。
在美國，通常將波比跳稱為「自殺式跳躍」（suicide jump），
這項運動可以強化心肺功能，並快速顯現出肌力與體脂肪的消耗程度。

波比跳這項運動，連身體毫無柔軟度或平衡感的人都能輕易上手，
其中包含了許多實際在生活中應用的動作。
「生存體力版」的波比跳結合了深蹲，
可以消除膝蓋關節的負擔，並且簡化跳躍動作，
是一種無關乎體重，誰都可以進行的運動。

1

—— 站直，腹部使出上大號時的力量，再以截斷大便的感覺縮緊肛門，這樣腹部與臀部就能集中力氣。

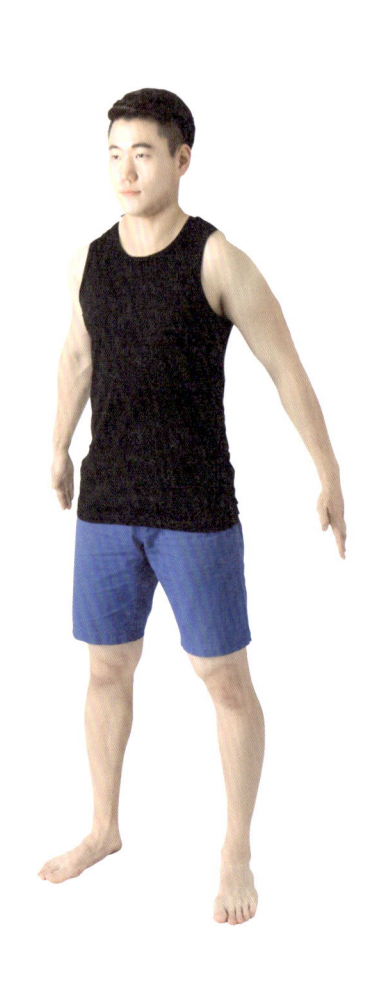

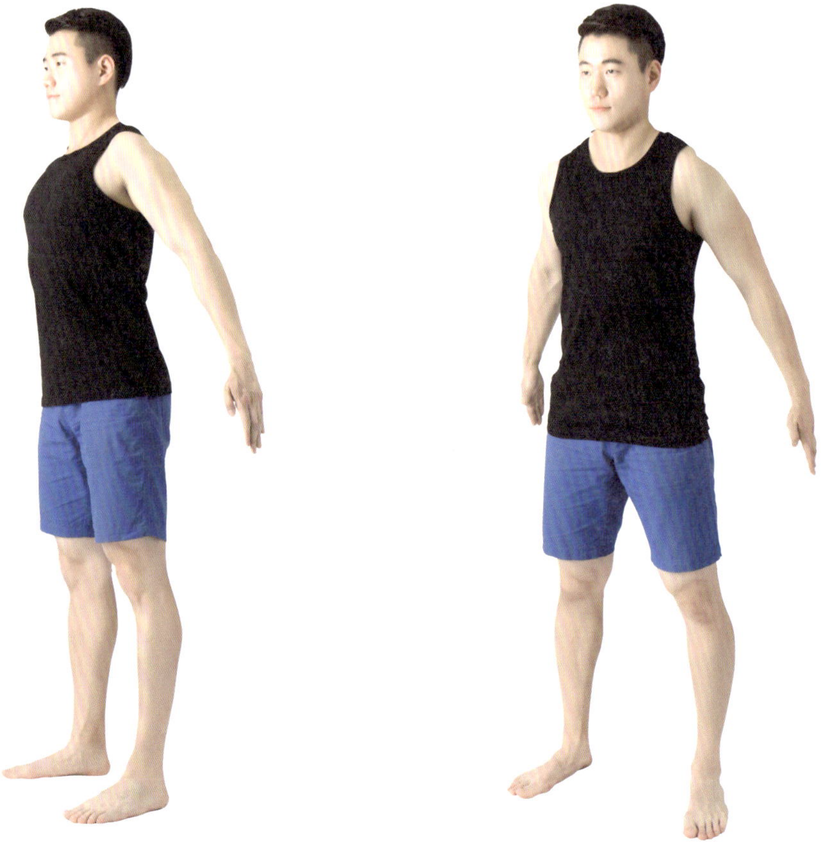

2

像深蹲一樣地蹲坐下去，臀部先往後推，手臂往前伸直，身體重心放在腿後肌。若是膝蓋感覺有負擔，就將臀部再往後推。

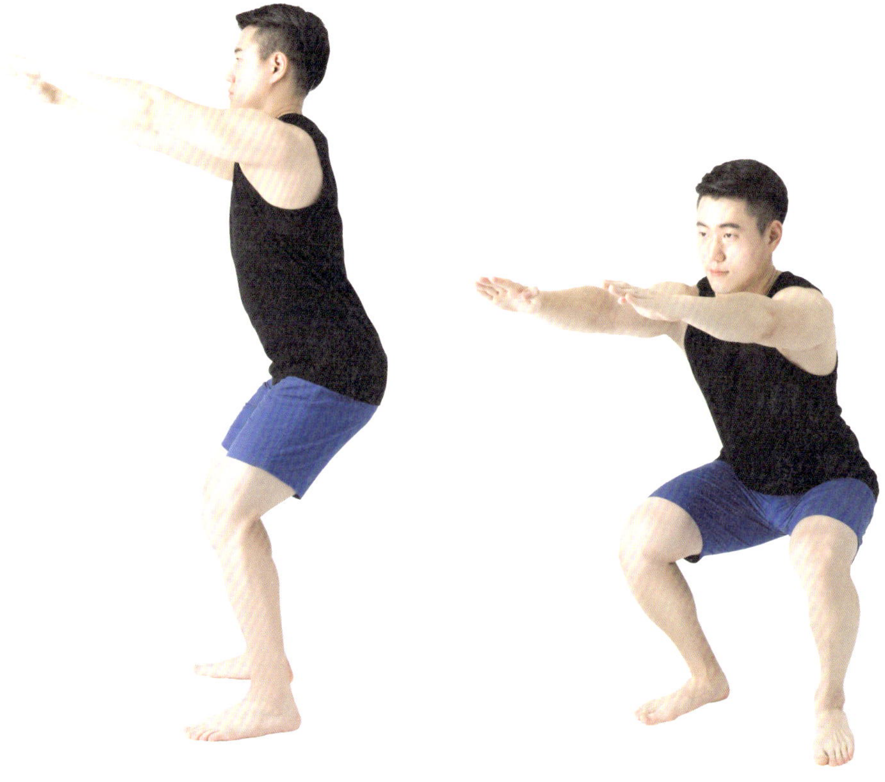

3 — 兩手放在胸前的地板上，以青蛙般的姿勢，臀部往後推地蹲著，再將一隻腳往後伸。如果做得到，也可以同時將兩腳往後伸。

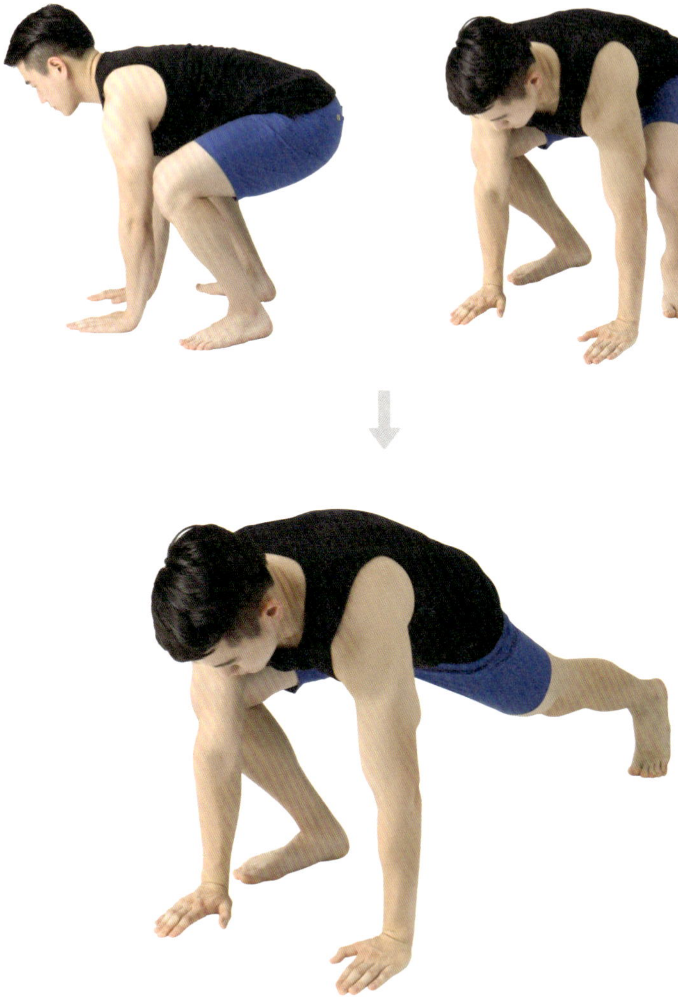

4 —— 兩腳完全往後伸，以伏地挺身般的姿勢支撐著身體。這時肩膀與軀幹都不能休息，肩膀要用力，讓全身關節更自然地貼近軀幹。這雖然是很簡單的動作，但腹部要是沒能確實出力以維持正確姿勢，將會增加脊椎的負擔。能保護脊椎的不只是豎脊肌、還有腹肌，所以腹部也請記得用力。

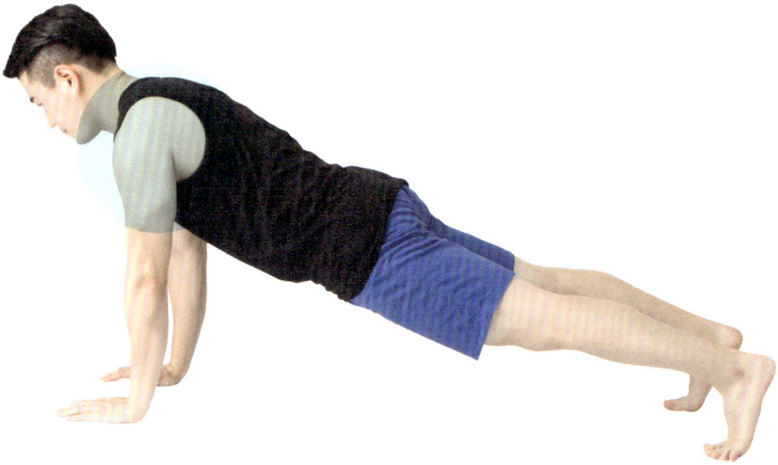
身體的這個部分
絕不能放鬆

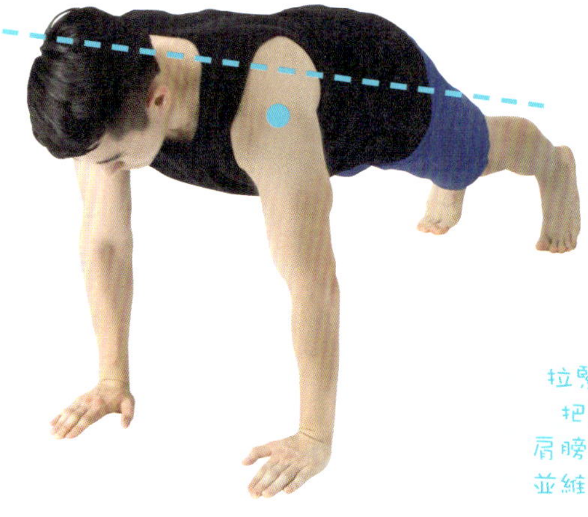
拉緊背部肌肉，
把軀幹抬到比
肩膀關節還要高，
並維持住這個姿勢

5 —— 將胸部完全貼在地上，因為不是做伏地挺身，所以手臂無需出力，只要輕輕地往下彎曲。重點是要將身體完全緊貼在地板上，手臂則不要出力。

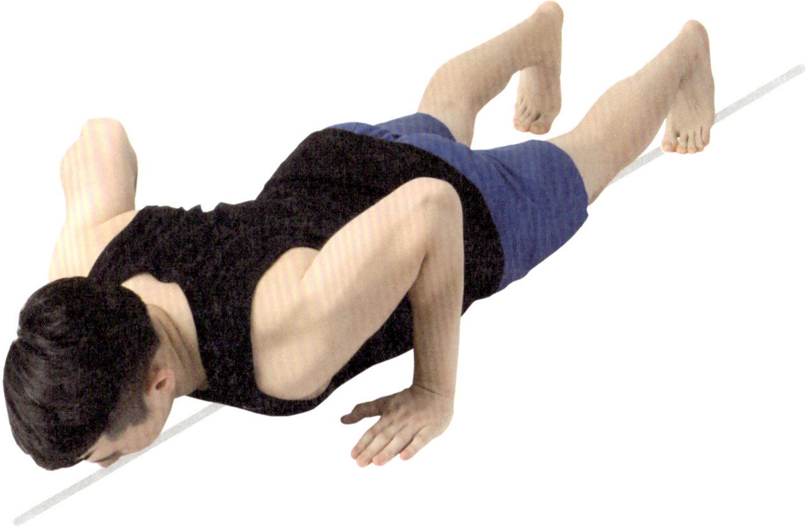

6

——就像伏地挺身一樣，手臂使力將胸膛抬起，接著先收回一隻腳，再收回另一隻腳，回復到青蛙般的姿勢。如果行有餘力，也可以同時把雙腳收回。

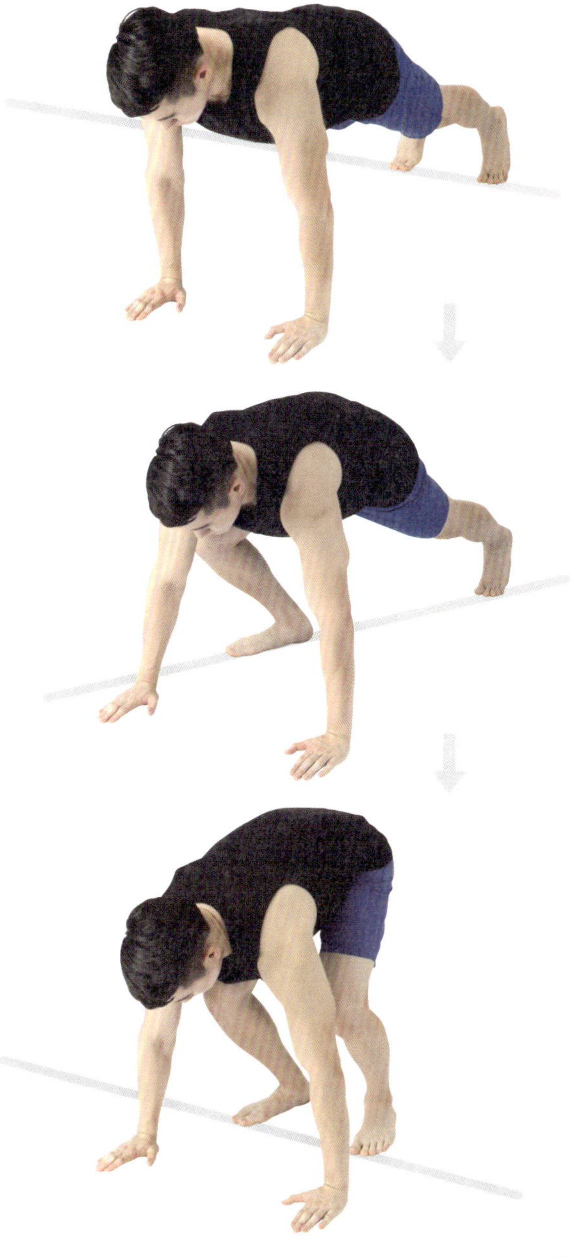

7 —— 起身之後，向上跳起、同時合掌拍手（如下圖左1），就算是完成了一次波比跳。如果運動的地點不方便跳躍，可能干擾他人，你也可以用伸展取代跳起的動作——在肩膀柔軟度容許的範圍內，雙手合掌高舉、向上伸展（如下圖左2），接著再像伸懶腰一樣張開雙臂，並踮起腳尖，盡可能用力地往上伸展全身（如下圖左3、4）。

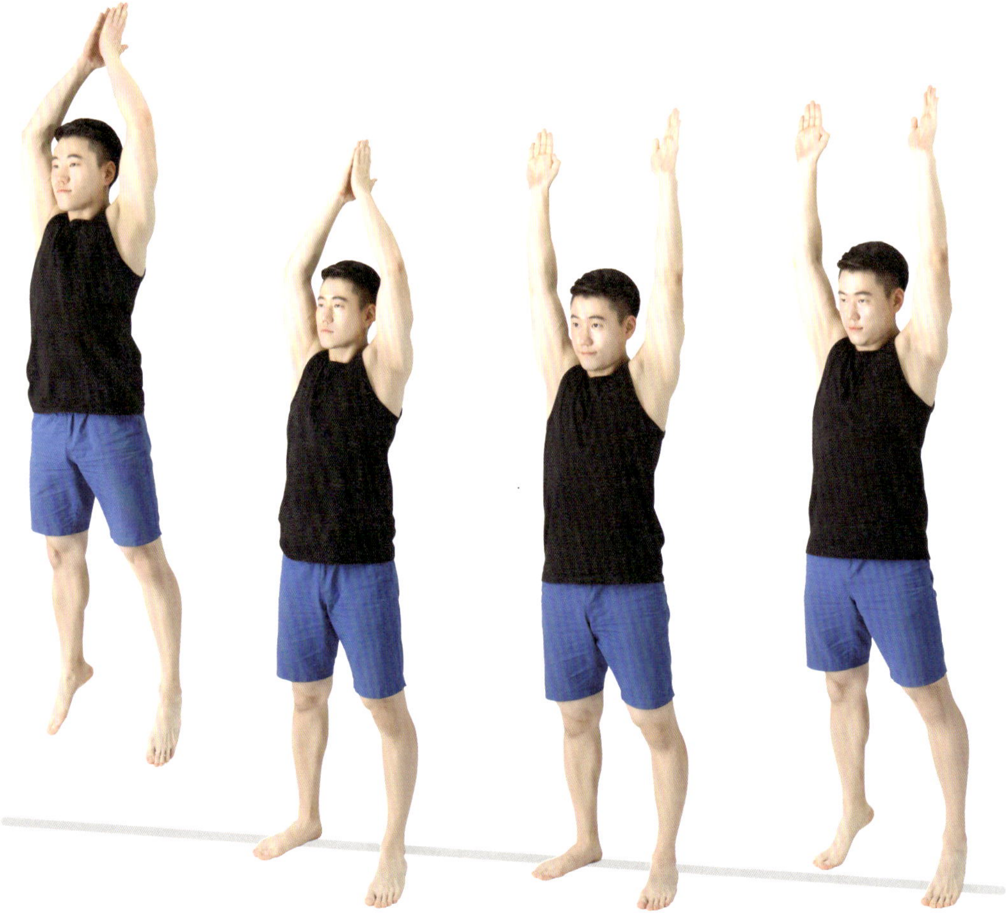

標準版：向上跳起並拍手

雙臂合掌高舉，盡可能地伸展

雙臂打開上舉，像是在歡呼萬歲

踮起腳尖，用力向上伸展

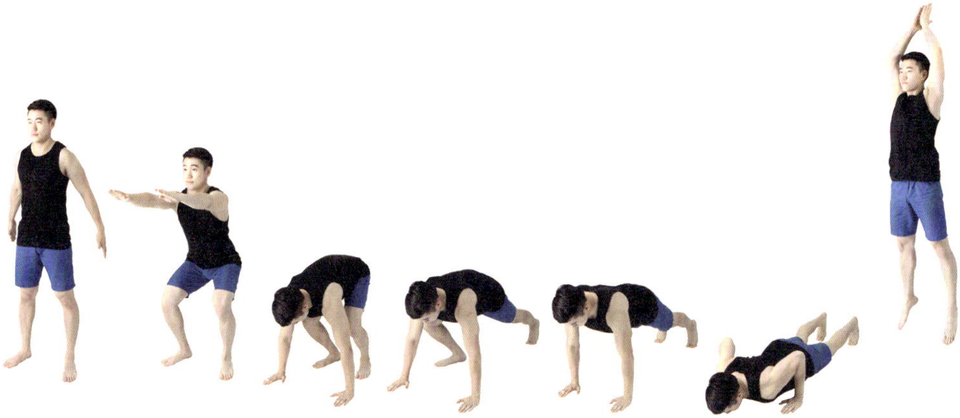

波比跳 動作分解圖

想檢測體能？
歡迎挑戰1分鐘波比跳！

每個人的身體條件與體力都不相同，想要做適合自己的運動，就必須進行適當的檢測。不幸的是，我們活在這個過猶不及的時代，在有點昂貴的會員制大型健身中心裡，都會另外再經營一間擺滿了高價器材的體能檢測室；就連小規模的個人健身教室，也備有Inbody分析儀[1]以吸引顧客上門。然而，不論Inbody能帶來什麼樣的結果，那樣的檢查其實是毫無用處的。不論是柔軟度或瞬間爆發力，這些數據都與你的日常生活無關，再加上只是提供檢測服務，還是很難藉此取得正確的資料以研判你的體能程度。雖然有許多檢查都是不需裝備或道具，就可以辨別出體力的好壞，但其中最棒的還是1分鐘波比跳。

第二次世界大戰之後，美軍將1分鐘波比跳列為入伍的體能檢測項目之一，人們因而將波比跳誤稱為「波比跳測驗」。追求體能和最看重實用性的美軍，會採用這項運動作為體能檢測標準，無需多做強調，波比跳測驗的可信度自是可想而知。試過的人都知道，沒有什麼運動會比波比跳更快消耗體能。換句話說，若想掌握自己全身的體能達到何種水準，這是非常適合的測驗，而且不需要任何裝備。

檢測方法很簡單：打開智慧型手機的倒數計時功能，做剛好1分鐘的波比跳即可，而且要抱持著非贏過所有人拿下第一名的心情去挑戰。儘管會累個半死，但只要投資1分鐘，立即獲得的鍛鍊效果就跟使用價值不菲的機器做運動一樣。

波比跳檢測	差	普通	很好
男性	17	18~21	22
女性	15	16~19	20

除了消耗體能，波比跳也可以測出心肺耐力與肌耐力。如上圖所示，檢測結果若是「很好」，無論什麼運動都可以做；如果是「普通」，則平常從事辦公室的工作應不成問題；假設檢測出來是「差」，則表示你的體力就如字面上的意思，是真的很差。但也不用太悲觀，身體是會越動越健康的。

做完1分鐘波比跳，如果連呼吸都覺得很困難、甚至累癱在地上，就表示這1分鐘裡你做了一種體能訓練。體能訓練就是像這樣又短又累，最近流行的TABATA間歇式訓練[2]也是很好的例子。持續2週做完辛苦的波比跳測驗後，次數便會漸漸增加，這就意味著你的體力也在逐步提升。

1 中文稱為「身體組成分析儀」，可檢測出肥胖、內臟脂肪、水腫指數、肌肉平衡、肌肉與脂肪重量等，藉此分析身體的健康狀態。

2 1996年日本科學家田畑泉博士為了提升競速滑冰代表隊的實力所研發的運動方式。這是一種結合「有氧」與「肌力」的全身運動，完成1組動作只需20秒，之後可休息10秒，以此種模式進行8組動作，總共4分鐘。

要先有體力，才能撐得住精神

各位都知道，我們需要體力，卻沒有時間培養。當我們被繁忙的生活追趕著，就沒有奢侈的多餘空檔管理身體了。不論是美國運動醫學會（ACSM）建議每週要做3次20分鐘以上的運動，或是健身中心教練勸誡每週要做2次1小時的運動，對忙碌的我們而言，這些都是太遙遠又不切實際的目標。

來計算一下吧！即使下定決心去健身中心運動1小時，但往返10分鐘、加上洗澡或暖身運動，東摸西摸也可以花掉2小時。如果是上班族，減去睡眠的時間，從下午6點到晚上12點，會有6小時的空檔，再扣掉通勤和吃飯，就只剩下4個小時，如果用掉2小時去運動，可是很大的損失。也許，努力擠出時間去做一種對上班生活有益的運動，是很值得的投資，但如果這種運動是以塑身或減肥為目標，就不見得對培養體力有太多幫助了。

不過，我並不是要你完全放棄。如果沒有時間配合教練的指導做運動，就選擇短時間內高度集中的運動，由此也發展出「Conditioning」（體適能訓練）的概念。如果將冷氣機的英文air conditioner拆開來看，就是「空氣（air）調節器（conditioner）」的意思，所以「體適能訓練」也就是將體能調整到最適當狀態的訓練。

體適能訓練是指在運動時，「心情愉快地朝著目標來調整身體狀態的過程」。在體育界，提升自身狀態與競技能力有著直接關係，所以體適能訓練乃是必要之舉。雖然每種運動都有細部差異，但大多需要很強的心肺功能，因此體育界的體適能訓練都會著重於提高心肺功能。

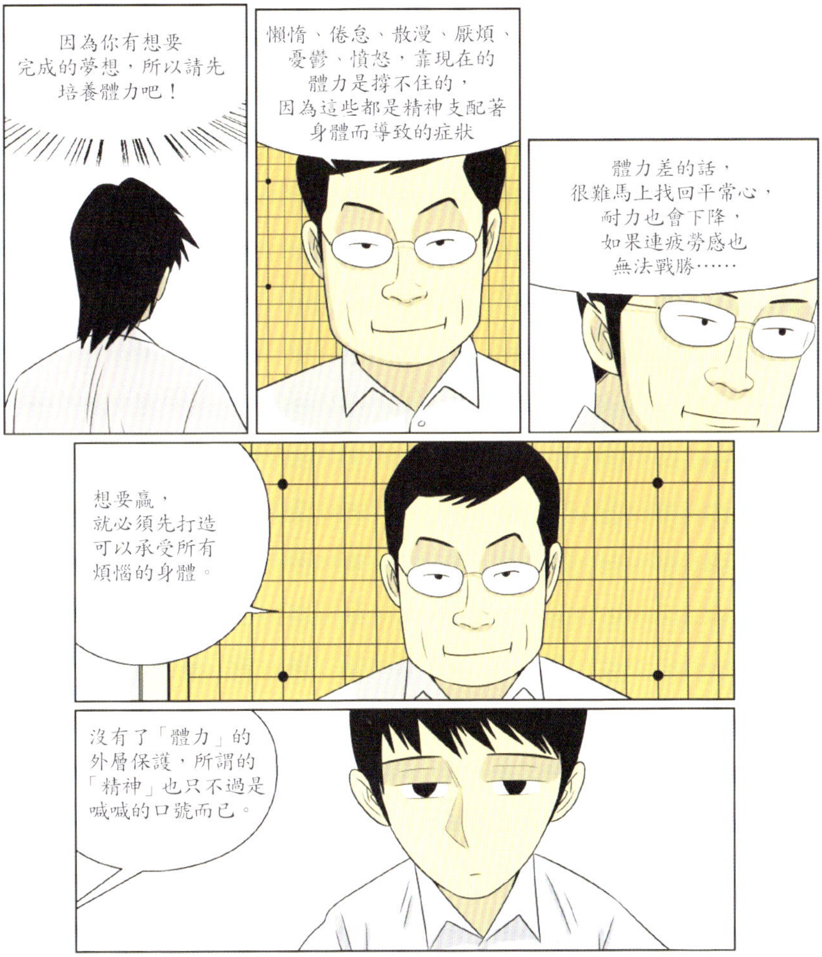
因為你有想要完成的夢想，所以請先培養體力吧！
懶惰、倦怠、散漫、厭煩、憂鬱、憤怒，靠現在的體力是撐不住的，因為這些都是精神支配著身體而導致的症狀
體力差的話，很難馬上找回平常心，耐力也會下降，如果連疲勞感也無法戰勝……
想要贏，就必須先打造可以承受所有煩惱的身體。
沒有了「體力」的外層保護，所謂的「精神」也只不過是喊喊的口號而已。
《未生：尚未復活者》，第54回，尹胎鎬字／圖，Wisdomhouse

這麼說來，體適能訓練就是專為體育選手而設計的囉？體育選手在競技場上贏得好成績，就如同我們在職場上獲致好成果，為工作打拚的我們，本質上也一樣要把自己維持在最佳狀態。快下班時還坐在辦公桌前努力寫著企劃案；即使開了四小時馬拉松會議，脖子也不會痠痛；每天加班與聚餐都能因應自如……「不會累垮的鋼鐵體力」，是你做為職場專業人士所必須追求的體能狀態，而心肺訓練即可有效提升你的體力。

若不想浪費時間，就不要白花力氣去塑身；再優異的裝備與教練，如果對你那戰鬥般的日常生活毫無效益，就乾脆捨棄。請記住，心肺功能和肌耐力就是你的體力，時間就是金錢，如果你懂得這個道理，就選擇又短又累的體能訓練，比起在健身中心運動2小時，這對你的職場生活會更有幫助。

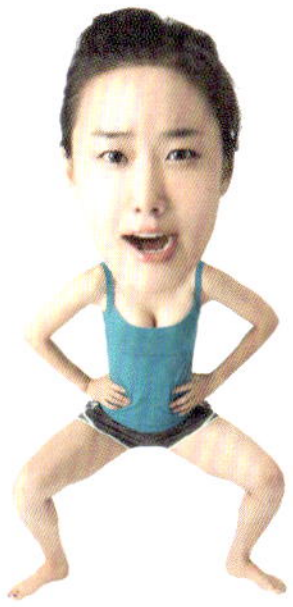

EXERCISE 3

伏地挺身

在家就可以做重訓

PUSH-UPS

說到重量訓練（weight training），
人們總是會先想到利用外部重量來訓練肌肉的槓鈴或啞鈴，
其實重量訓練就跟它字面上的意思一樣，
是在訓練（training）身體操控重量（weight），
如同橡皮筋般利用身體的彈性來刺激肌肉運作、
或是利用自身的體重，都是很好的重量訓練方式。
人的身體比我們想像的還要笨重，
因為上班生活而累癱的你，仍然可以透過全身運動來增加自己的肌肉，
現在就要介紹利用體重的代表性重量訓練——伏地挺身。

伏地挺身，最基本又實用的全身運動

伏地挺身一般都被認為是訓練手臂與胸肌的運動，其實必須要同時使用到全身肌肉，才是最基本又實用的伏地挺身。只要把身體換個角度，就會運動到原本無關的肌肉，而且撐在地上的手、腳之間的所有肌肉，都必須結實地支撐著身體，才能達到全身運動的效果。

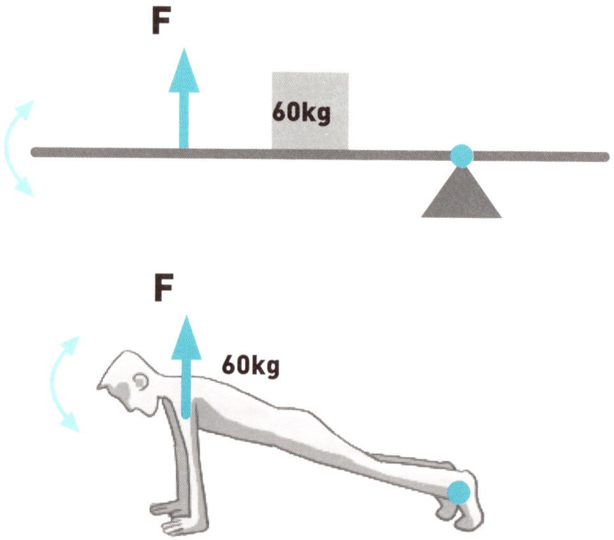

第三類槓桿原理和伏地挺身的動力學[3]

這裡所教的伏地挺身和軍隊裡做的並不一樣，要提醒的一點是，伏地挺身不只是運用胸肌與手臂將身體撐起，更要注意橫、豎軸心的概念。頭和腳連結的關節處——肩膀與腳踝是豎軸，與胸部平行的那條線則是橫軸，請不要忘了這兩條軸線，在86、87頁的圖片中將會標示出來。

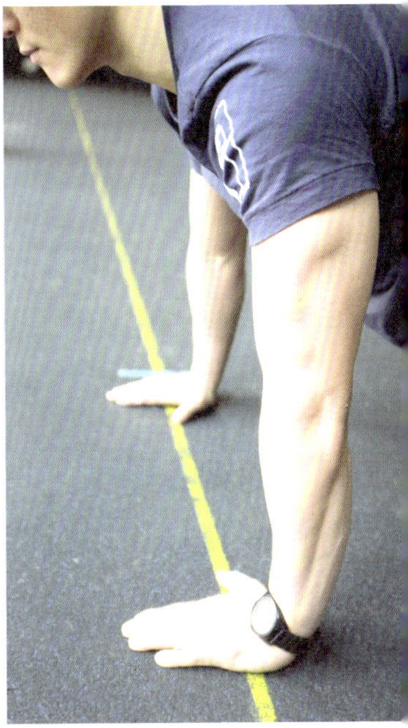

槓桿原理是指根據支點位置的不同，施力點和抗力點的力學關係就會跟著改變，而伏地挺身也同樣是依照手與腳的位置來決定強度。槓桿如果晃動，就會無法使用，做伏地挺身時，豎軸也必須像槓桿一樣，固定住肩膀、腹肌、腰、臀和大腿肌肉。

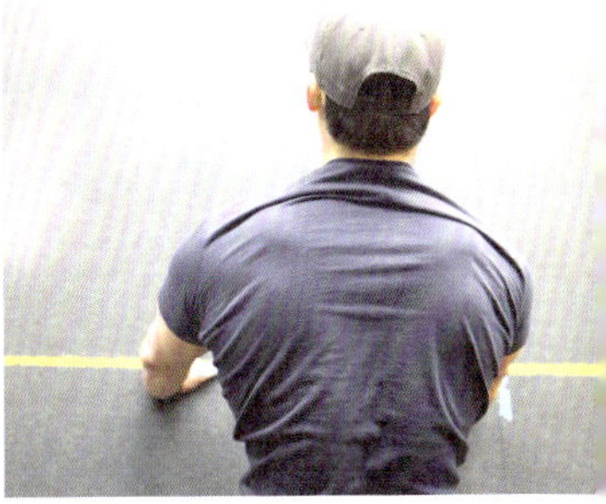

橫軸是身體向前趴時與胸部平行的直線，在槓桿原理中可稱之為施力點，手掌打開後，將大拇指放在那條平行線上（如右圖），則可預防肩膀受傷。當然，支撐橫軸的手掌會隨著運動次數而越張越開或越窄，胸膛也可能沒辦法對準那條線，而肩膀關節不只關乎到運動強度，也很容易受傷，所以一開始就必須要確實地固定好橫軸位置。

3 「生存體力版」伏地挺身運用的是第三類槓桿原理，這種槓桿的抗力點（頭頂）、支點（腳踝）分別在施力點（肩膀和手臂）的兩邊，鑷子、掃把也是如此。因為施力臂永遠比抗力臂短，所以會增加施力推動物體的速度，但永遠是費力的。

1

——兩手張開到比肩膀略寬，手腕和胸部中間連接的地方就是橫軸。兩手的大拇指和胸膛呈平行狀，這樣就完成了橫軸的定位。讓鼻子與兩手的大拇指形成一個正三角，照著自己的感覺抓好三者之間的距離。

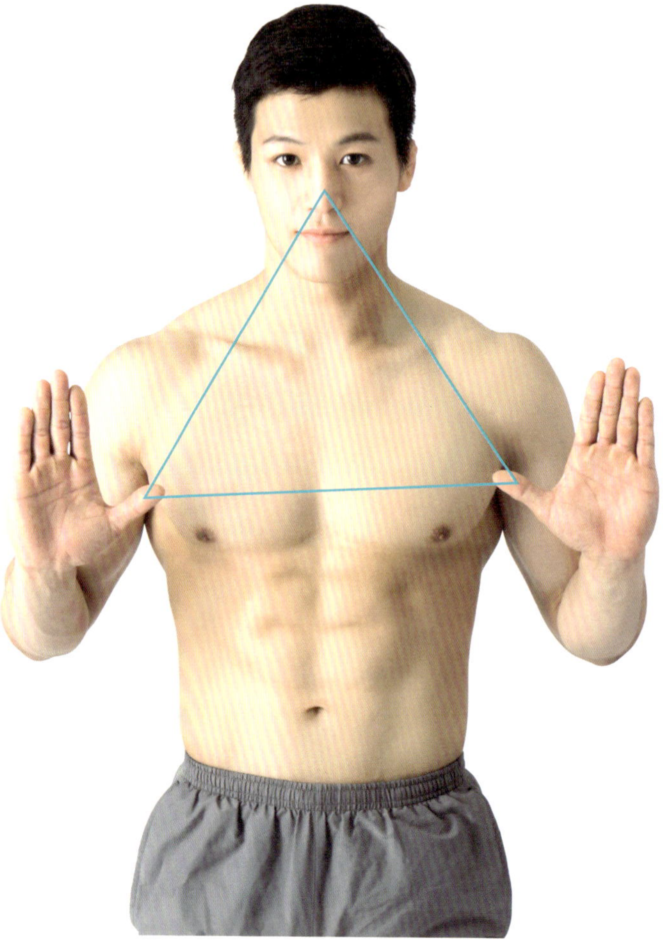

2 — 鎖緊肩膀、腹肌、腰部、臀部和膝蓋，打直雙臂，關節與肌肉出力，使它們變得緊實，這就是「鎖緊」的狀態。如下圖所示，要注意豎軸絕不能無力。固定好肩膀，腰部與腹部用力，然後完全伸直雙腿。從頭到腳，試著將自己的身體打造成堅固的支柱。

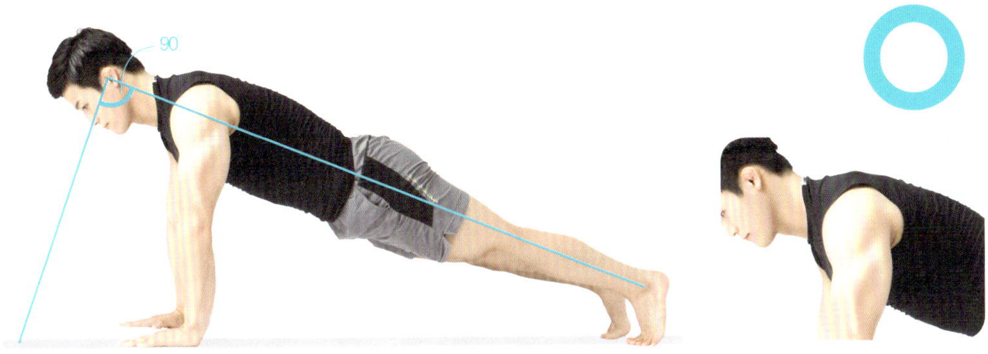

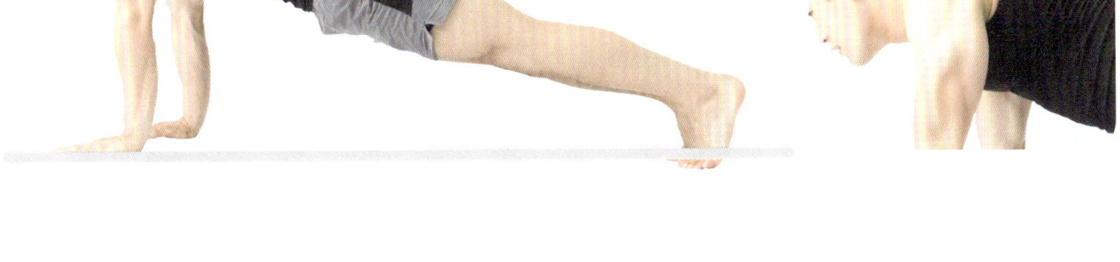

3

—— 身體像柱子一樣繃緊，然後往下降，視線則自然地看向地板並固定著橫軸。此時手肘會自然地彎成45度，豎軸的所有關節也會變得堅固緊繃，感覺到自己使上了全身的力氣。

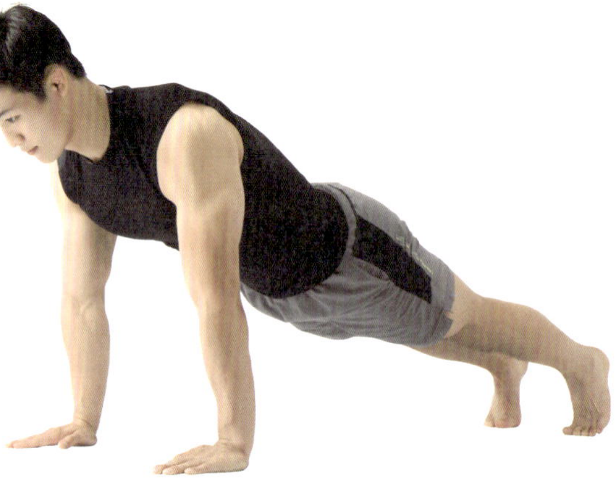

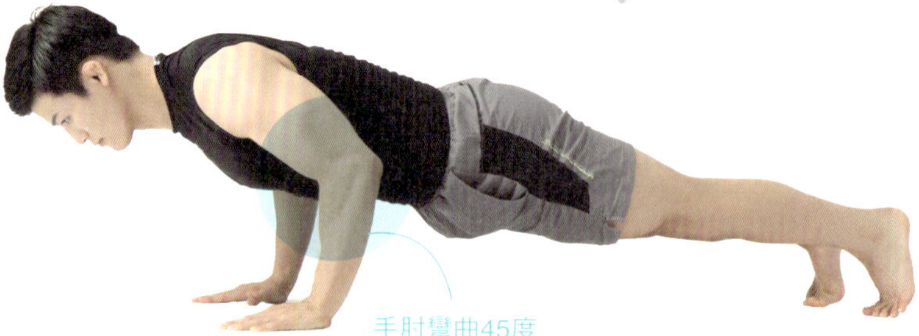

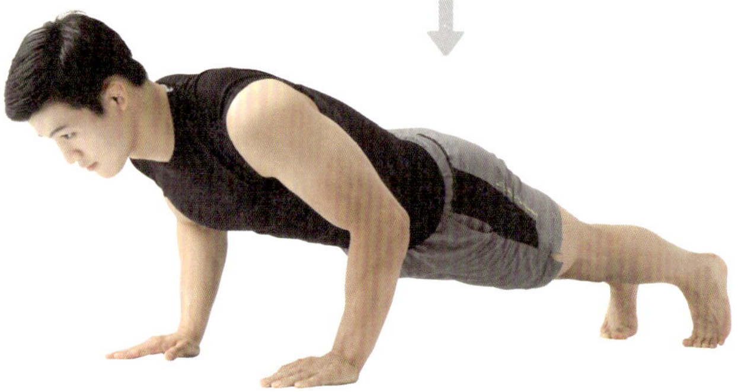

4

胸部碰觸到地面時，手臂不能放鬆，左右肩胛骨往脊椎縮緊，想像著兩邊就快要碰到的畫面，讓肩膀強力地往背部中央集中。

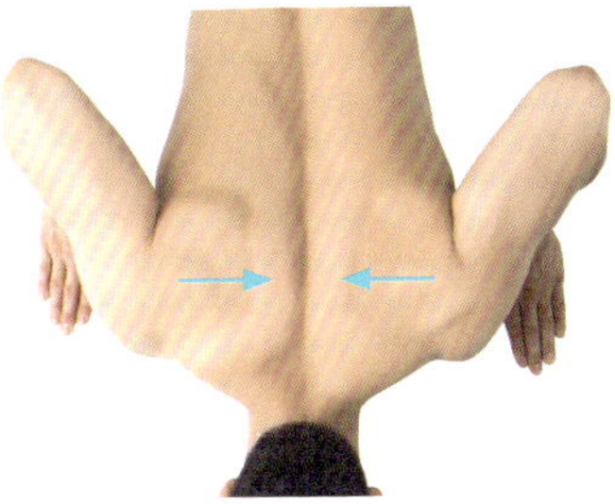

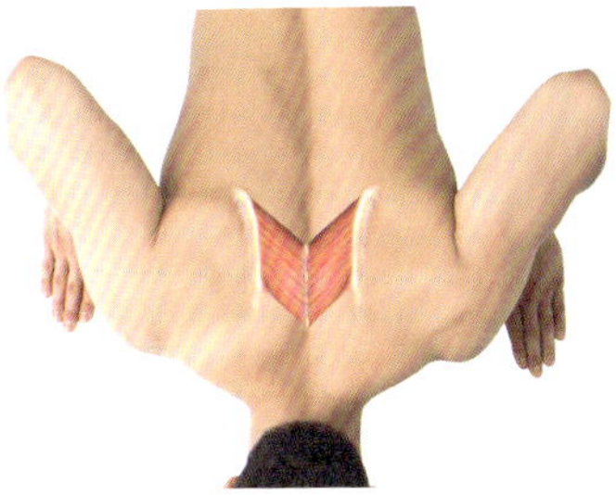

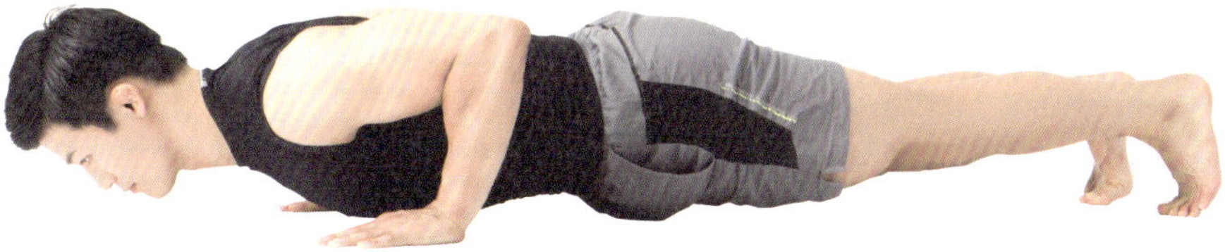

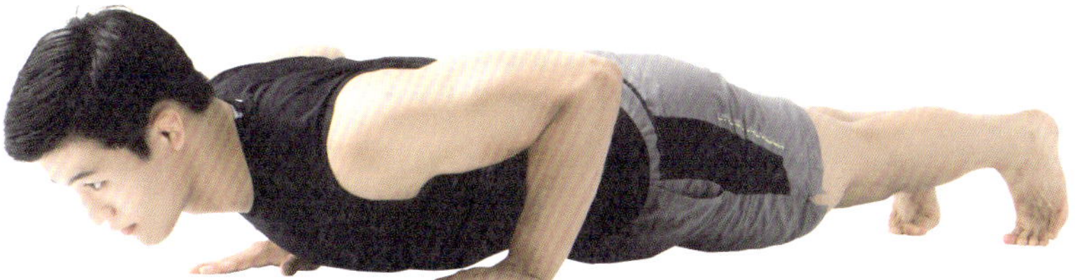

PUSH-UPS

5

—— 肩胛骨放鬆，手臂同時用力地往上撐，回到最初的姿勢。在能力所及的範圍內，盡可能快速又強勁地抬升身體。這時別忘了要固定豎軸，做伏地挺身最重要的不是次數，而是正確的姿勢。感受全身的力氣，並且反覆進行吧。

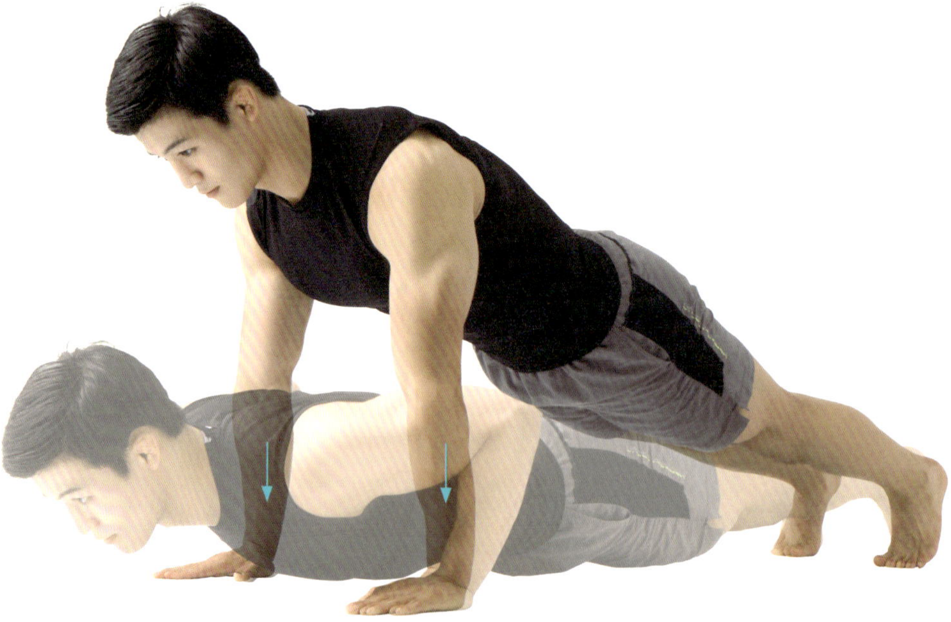

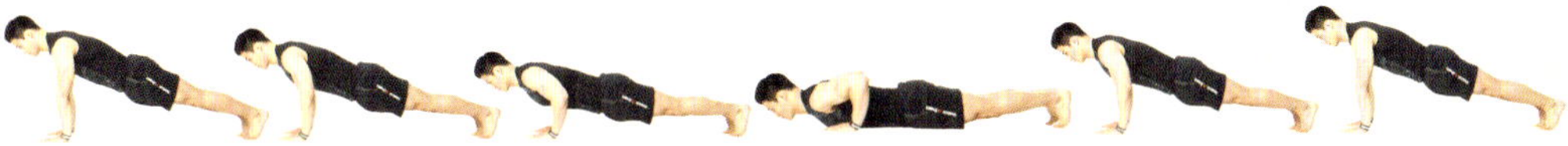

伏地挺身 動作分解圖

CHECK POINT

如果用軍隊的突襲訓練或體罰方式做伏地挺身，豎軸的緊繃感會消失，

而且變成是腹部先往下降，再由胸部來抬升身體，如此就失去了運動的效果，

不只手臂會感到痠痛，甚至會導致肩膀和腰部受傷。

千萬不要這樣做！我們不是在受體罰，而是在做運動。

身體下降時，胸部要比腹部先降下，

上升時則不要使用胸部或腰部，而是以腹肌來使力抬升，如此反覆鍛鍊。

1_

手肘往外打得太直、或是兩手距離太寬（如右頁下圖），重心會向肩膀傾斜。這對常做伏地挺身的人來說沒什麼大礙，但如果是不常做或剛接觸的人，此時肩膀關節將無法負荷身體的重量，這就跟深蹲與膝蓋的關係一樣。不論何種運動，只要姿勢錯誤，都會先從脆弱的關節開始受傷，為了不傷到肩膀，請務必一開始就要注意手臂之間的距離。

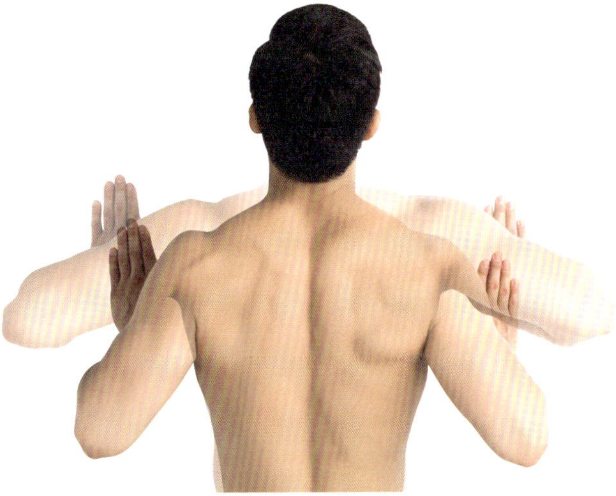

○

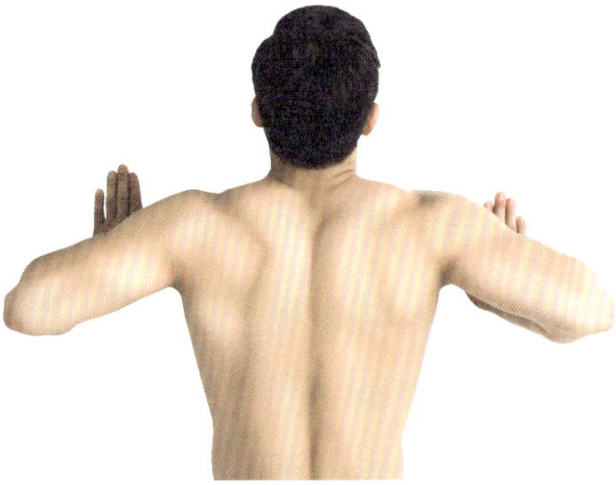

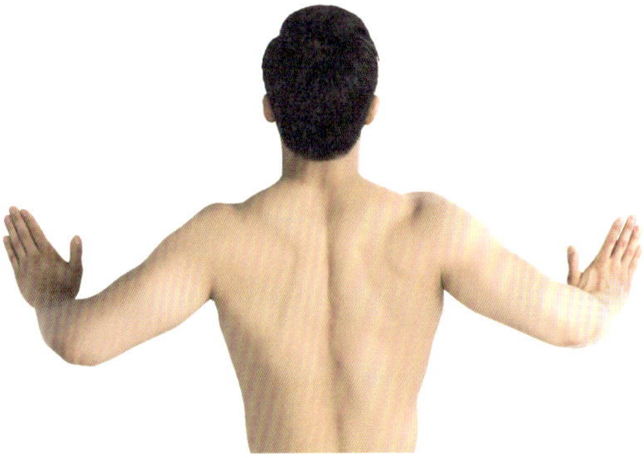

×

2_

從準備動作開始到結束，頭和肩膀都必須一起動作。在豎軸維持緊繃的狀態下，許多人都會忘了要固定肩膀的姿勢。如果肩膀太過用力高聳起來，頭部也會自動地分開動作而往下低，請記住在整套動作結束之前，任何一處都不能放鬆。

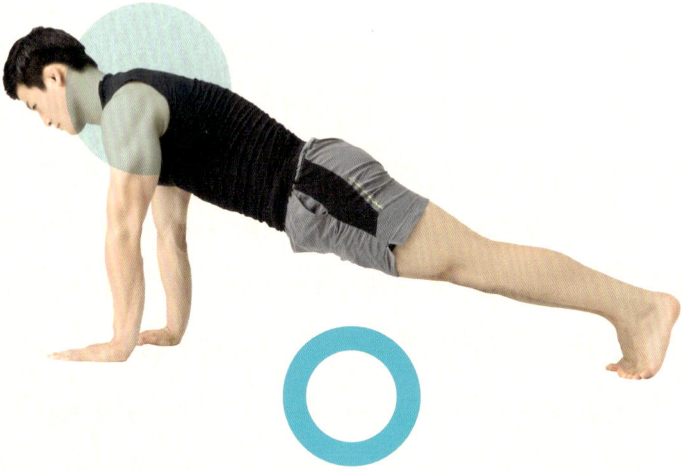

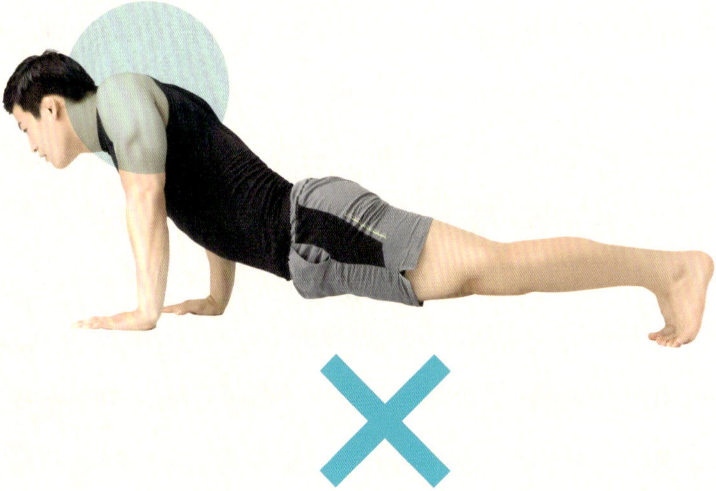

3_

如果臀部太翹，應該要在上半身的重心就會轉移到下半身，這樣不只沒有運動效果，還可能會扭到腰。如果太在意次數，也會出現上述情形。運動最重要的還是做出正確的姿勢，所以臀部請務必確實地施力。

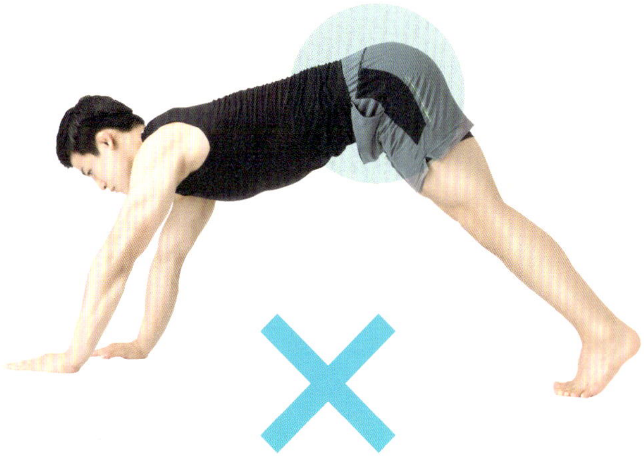

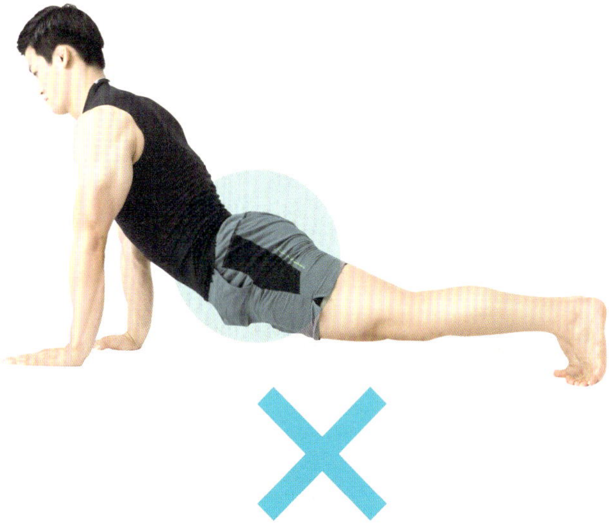

固定好橫軸位置，避免使用斜方肌

橫軸的長度是手臂（三頭肌）和胸部（胸大肌）長度的比例（見下方右圖），由於每個人的手臂和胸部尺寸都不相同，所以橫軸也不會一樣長。如果斜方肌（見下方左圖）開始介入運動，原本手臂、胸部要承受的重心就將全部倒向斜方肌，會影響上半身的平衡。在軍隊裡罰做伏地挺身時，為了盡可能減少體力消磨，一般人都會無意識地抬高橫軸的位置，而漸漸使用到斜方肌。雖然這是身體的本能意識，但我們現在並不是在受體罰，為了減少讓斜方肌介入運動，請盡最大可能使用手臂與胸部的力量。

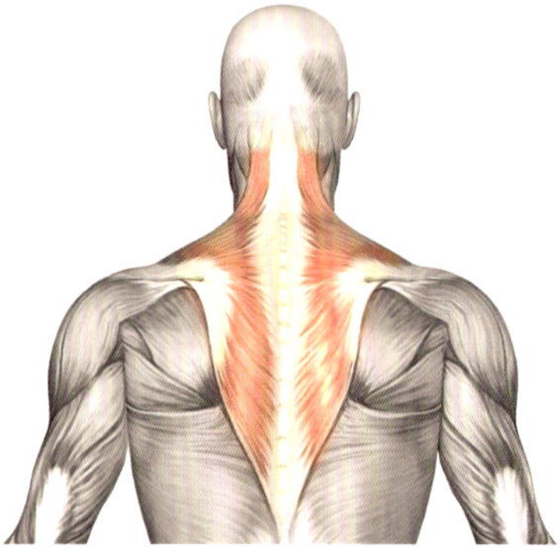
斜方肌

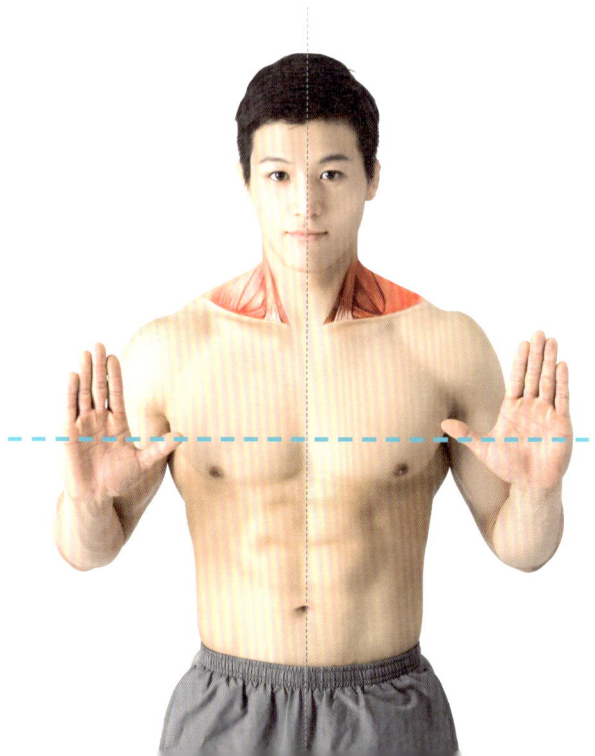

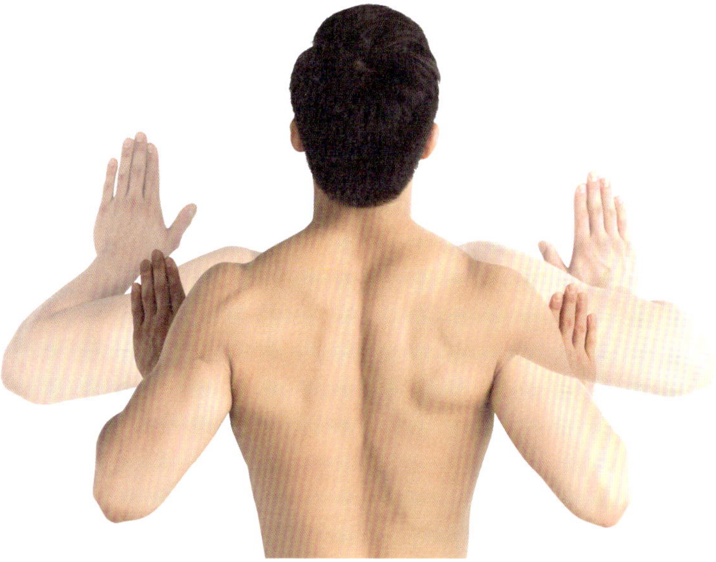

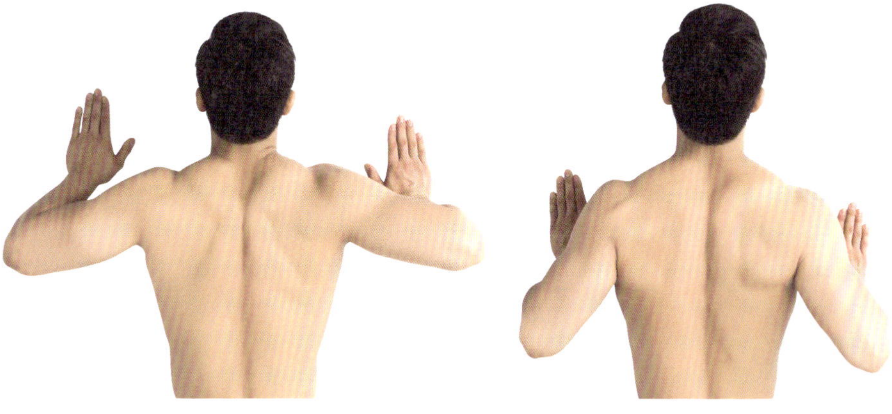

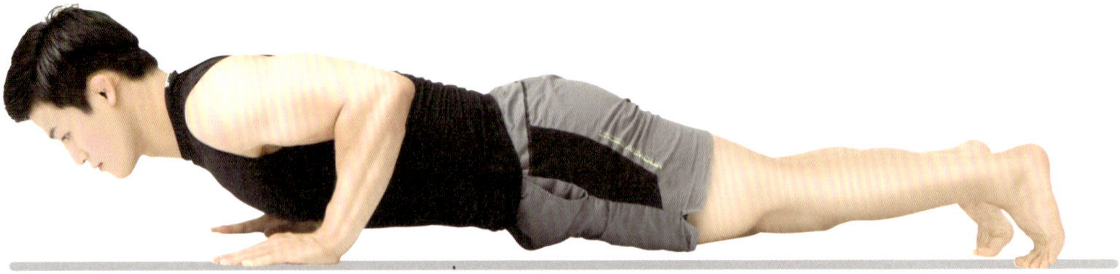

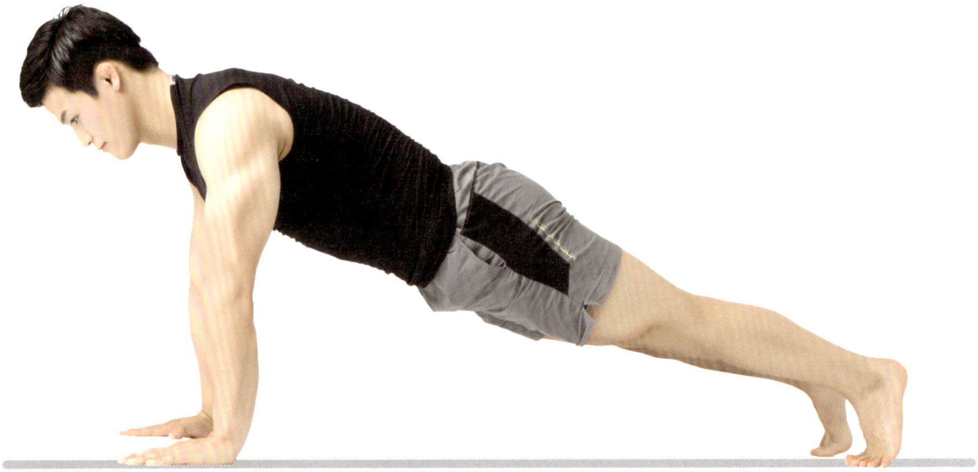

○

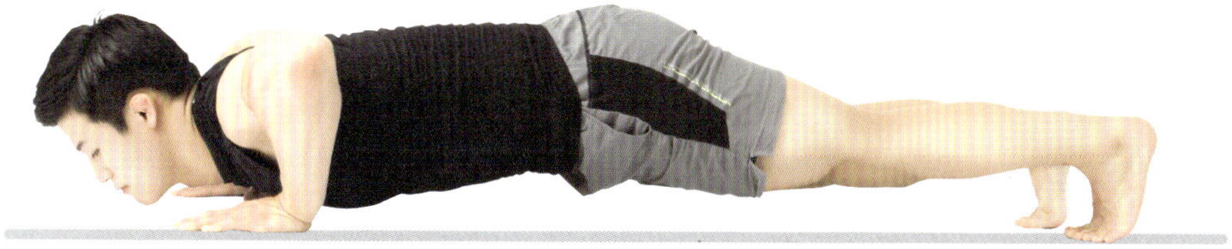

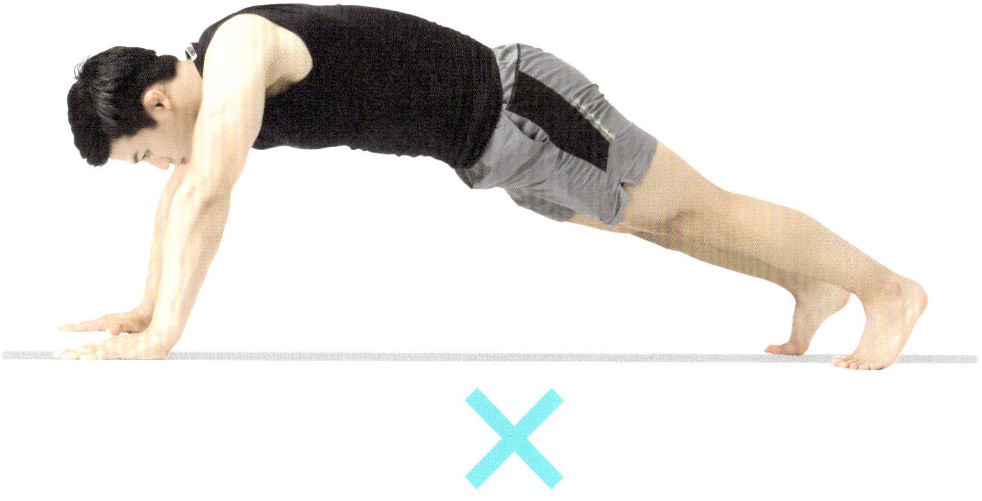

從初學到進階，人人都適用的8種伏地挺身

男人不管再怎麼沒力氣，都還可以做一、兩下伏地挺身，但女性就不同了。

我有時候會因為工作的關係和某位體育大學的教授見面，

他曾感嘆最近的女大學生連一下伏地挺身都做不到，

其實並非只有女性是如此，

如果不是做累積次數的軍隊式伏地挺身，

而是做姿勢正確、不能亂動的伏地挺身，就連男人也很難做到十下。

身體會越動越有力，可是連做一下伏地挺身都很費勁的人，

若持續練習同一種難以做到的動作，總有一天會厭倦，

根據姿勢的不同，伏地挺身的難易度也會千差萬別，

接下來，就歡迎大家一起來體驗各式各樣的伏地挺身！

1 靠牆伏地挺身

難易度：★☆☆☆☆

這是幾乎沒做過肌力運動的女性或是年老、體弱者，最適合做的伏地挺身。先固定好如前所述，橫軸與鼻子連結而成的正三角形，然後將身體稍微朝牆壁傾斜，並將雙手前伸貼放在牆壁上。接著全身繃緊、手臂彎曲，開始做伏地挺身的動作。這時額頭會先碰到牆壁，胸部則不必觸牆，將全身的重心放在手臂上。對於還在調整肌力的體弱初學者來說，這種靠牆伏地挺身的鍛鍊效果相當好，不論男女老少，都無須再另外花費時間，就能放鬆上班、上學時僵硬的肩膀，是一種理想的姿勢矯正運動。

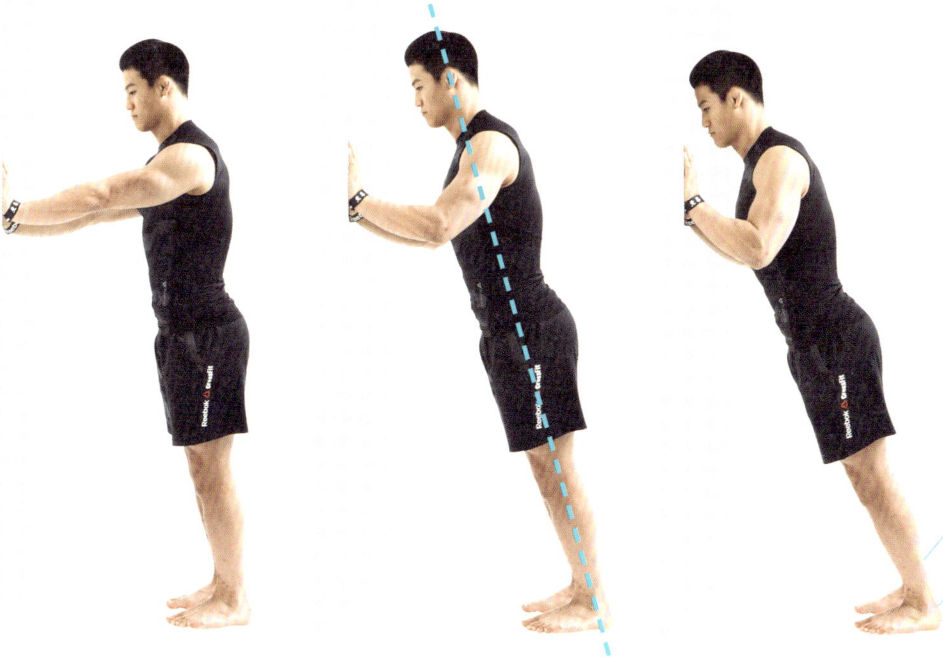

2 推桌伏地挺身

難易度：★★☆☆☆

不論是學生或上班族，都會有自己使用的桌子。推桌伏地挺身和靠牆伏地挺身一樣，都是為了肌力較弱者而設計。如果沒有額外的時間運動，可以在空檔時藉此鍛鍊身體，坐太久而身體痠痛時也能替代伸展操，優點多多。

做這種伏地挺身時，要注意桌子是否確實固定。另外，靠在桌邊的手腕和上半身的角度，與撐在地板上的角度不同，下降時要多留意橫軸位置，避免讓斜方肌太過用力。因為每個人的桌子高度和手臂長度都不相同，很難制定統一的規格，只要記得盡可能留意，不要使用斜方肌做伏地挺身。

常有人會不假思索地就把身體往下降，讓胸部幾乎要碰到桌面，這可能會使豎脊肌和腹部拉緊後的全身緊繃感消失。我們的身體要像棍子一樣豎直、鎖緊，所以在身體往下時，胸部只要稍微碰到桌面即可，請多多留意。

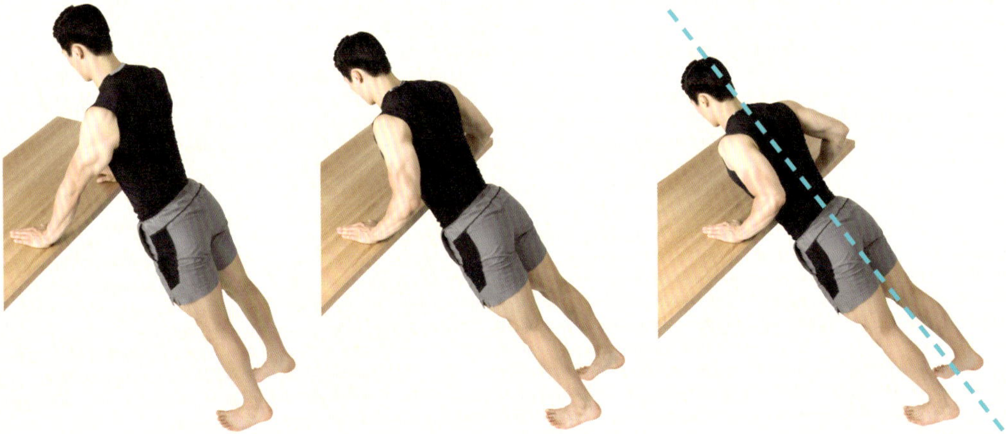

胸部貼近桌面，
身體不彎曲，盡可能地
擴展腹部和胸部，
必須像棍子一樣維持
緊繃感。

3 跪膝伏地挺身

難易度：★★☆☆☆

這個運動與靠牆伏地挺身相同，適合肌力差的老弱者與女性練習。因為不是用腳，而是用膝蓋來支撐，槓桿的長度變短，可以減少施力。只是請注意，若支點往前移動，力量就更容易傾注於斜方肌。

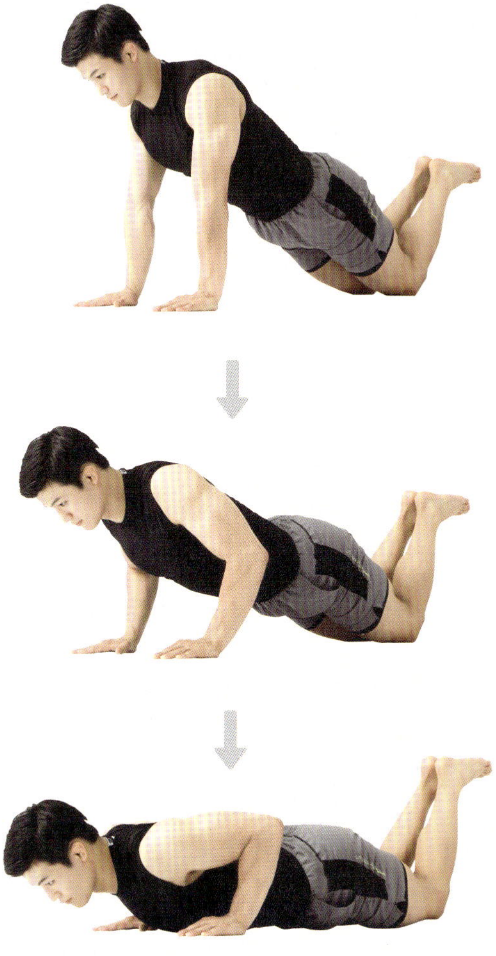

4 短距伏地挺身

難易度：★★★☆☆

比起基礎版，這是縮短雙手間距來完成的伏地挺身。通常雙手的間距會縮至只有一個拳頭的寬度，這樣對手臂後方的三頭肌就有更顯著的鍛鍊效果。想要減少蝴蝶袖、打造俐落的手臂線條，就很適合做這項運動，雖然它無法讓手臂完全甩掉蝴蝶袖，但可以增加肌肉量，至少蝴蝶袖就不會再晃動。身體往下時，胸部只要稍微碰到地面即可。

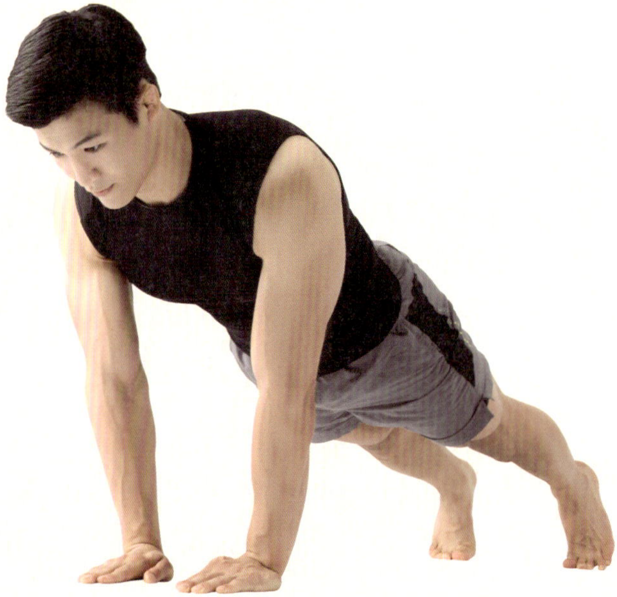

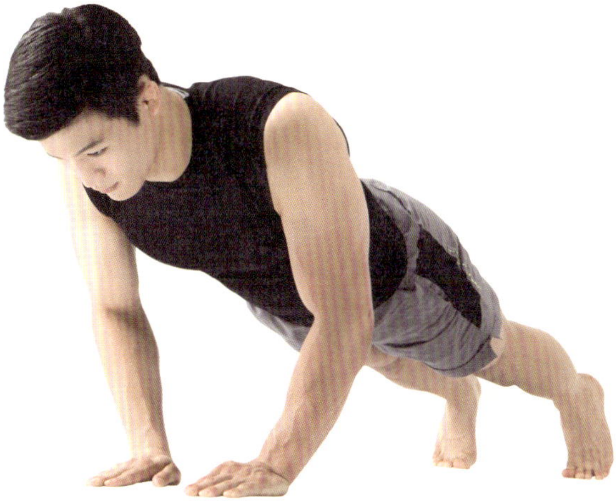

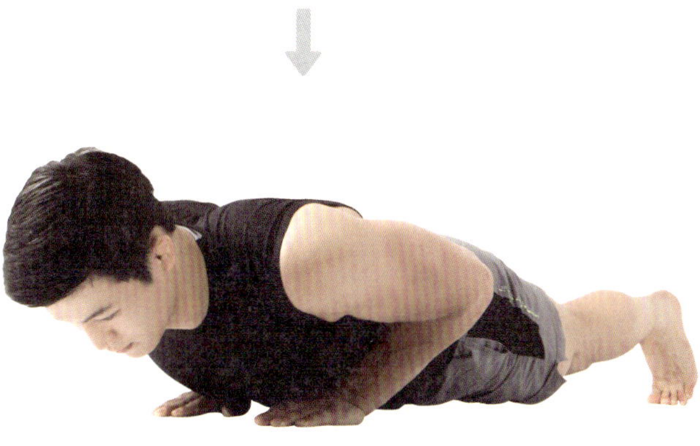

5_鼓掌伏地挺身

難易度：★★★★☆

在電影裡，常見到身材性感的男人在做伏地挺身時，都會加入拍手動作，這就是鼓掌伏地挺身。藉由基礎伏地挺身充分練出肌力後，如果想再做有一點強度的訓練，可以試試這種動作。只要你能在2分鐘內以正確姿勢做到80下基礎伏地挺身，不妨挑戰看看。

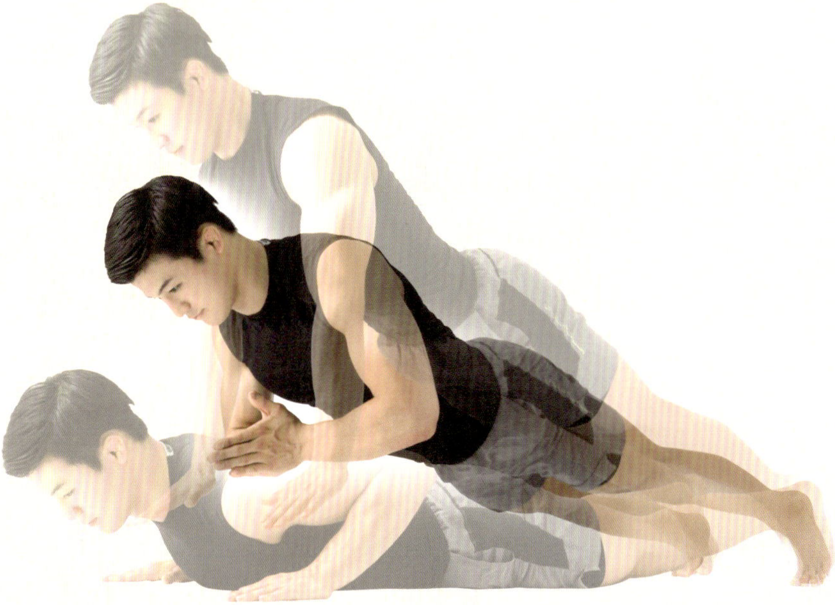

6_下斜伏地挺身

難易度：★★★★☆

覺得這動作很眼熟的人，大概是在軍隊裡試過下斜伏地挺身吧。做這個運動時，腳抬得越高，做起來就越辛苦，所以要記得固定住豎軸和肩膀。與基礎伏地挺身相比，這個動作是難在肩胛骨不易使力，雖然會比較累，但動作要領大致相同。

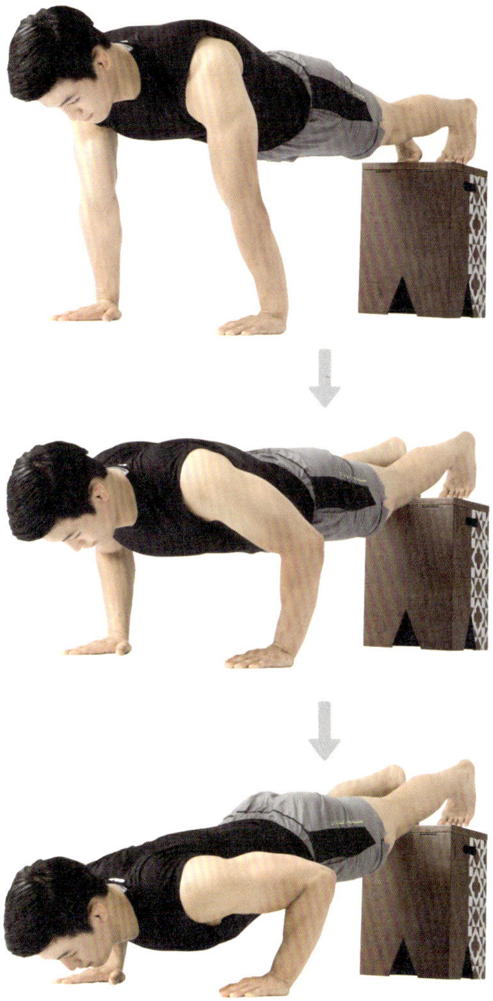

7 倒立伏地挺身

難易度：★★★★★

這是終極版的伏地挺身。首先雙腿倒立靠在牆壁上，再讓身體慢慢下降。做這個動作時，肩膀有可能會受傷，所以肩膀關節務必要確實地往軀幹中央靠近、鎖緊。如果身體下降後撐不起來，就請放棄，先改做下斜伏地挺身，保護你既有的肌力。要是成功了，即使每天只做1下，也請持續地練習下去，總有一天你可以不必倚靠牆壁，就做出倒立伏地挺身。

就原理上來說，這就像是使用手臂的深蹲，只是手臂的肌力比大腿弱，所以不太容易做到。但如果持續鍛鍊，進而能做到下一頁介紹的單手伏地挺身，身體的平衡感就會更強，是最棒的運動。

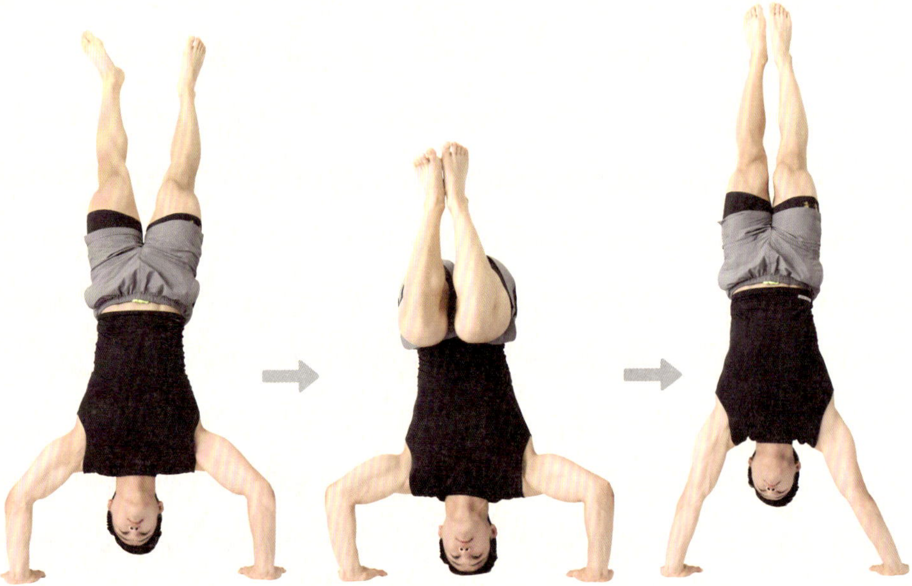

8_單手伏地挺身

難易度：★★★★★

與倒立式一樣，這是最高難度的伏地挺身，不同的是腳要打開到比肩寬，以擴大支撐面積。此時也可以將其中一隻腳稍稍抬起，以一手一腳的進階方式來做。如果能完成這個動作，就已經不只是維持生存體力的程度，而是可以轉行當體育選手了。

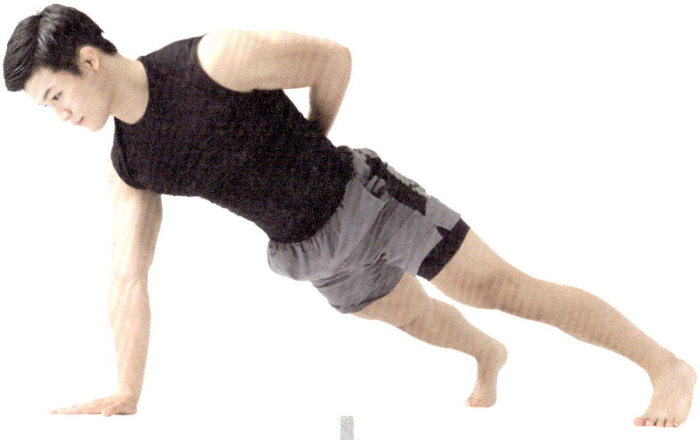

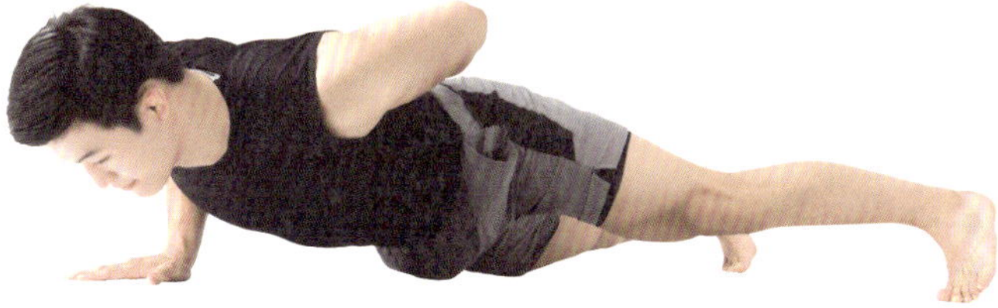

看到這裡，你是否開始覺得全身運動並不簡單呢？就算做仰臥推舉時能舉起比自己還重的重量，這當中能完成單手伏地挺身的人也並不多見。若你能持之以恆地練習下去，相信總有一天，你的身材會比圖片中的模特兒還要美好。

EXERCISE 4

棒式

讓核心肌群變聰明

PLANK

桌子和椅子是人類最糟糕的發明，
因為當我們坐在桌前念書工作、讓頭腦變得更聰明的同時，
身上的核心肌群卻正在變笨。
起源於東非的人類始祖之所以能跨越非洲大陸，遷徙、縱橫於全世界，
就是因為比其他動物擁有更強健的核心肌群；
我們雖然活在這個椎間盤突出和腹肌無力的時代，
但只要你願意，隨時都能找回跟老祖先們一樣靈活敏捷的核心肌群，
而棒式運動就是第一步。

救活疲勞痠痛的脊椎，
棒式是必殺技！

樹的重心是根，人的根是骨盆。

人類是使用兩腳站著、直立行走，雖然這是偉大的進化成果，但另一方面，原本腿部關節要承受的重量，也因而轉由脊椎和骨盆來承擔。

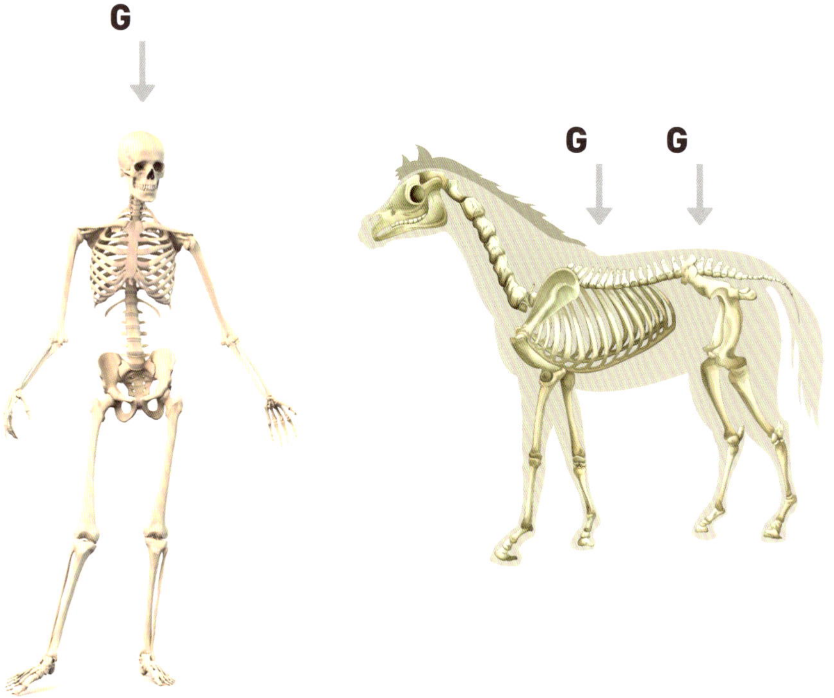

人類直立行走的進化成果，導致上半身的重心必須依靠脊椎維持，全身的重心則落在骨盆。骨盆為了撐住這份重量，於是將周遭大大小小的肌肉訓練得很發達。在運動時，這些被集中起來的肌肉就稱為「核心肌群」。

已經用兩腳行走多年的各位大概感覺不到，其實連我們一動也不動地坐在桌前時，核心肌群也正以緊緊收縮的狀態支撐著我們的身體。如同樹不會被風吹倒是因為有根基，人類能輕鬆地以雙腳行走，則是因為有骨盆與核心肌群。

站起來時，請試著摸摸自己的臀部和後腰，往脊椎骨兩側展延的結實肌肉就是核心肌群之一的豎脊肌（erector spinae）。為了支撐直立的站

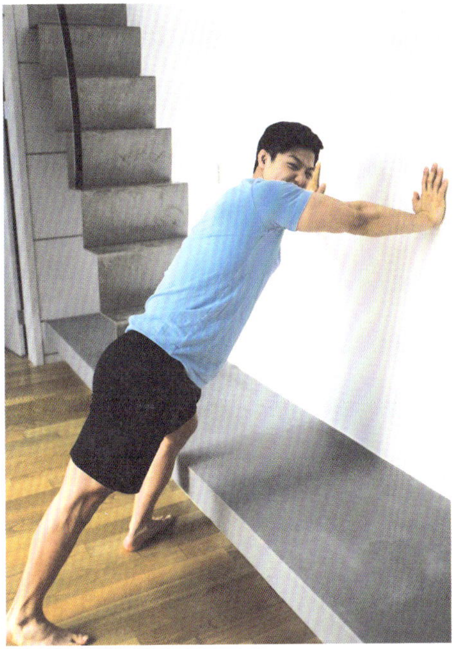

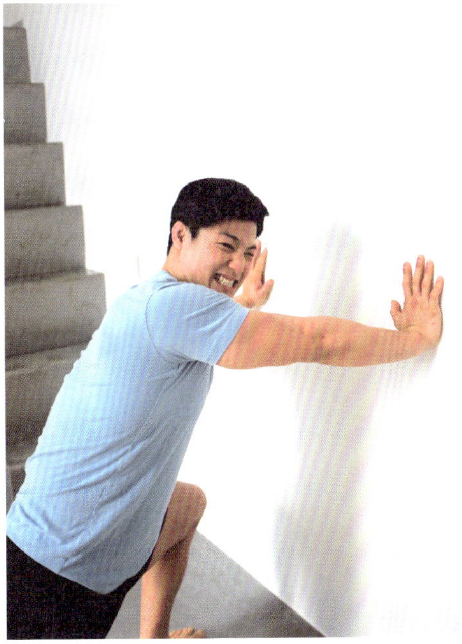

姿，核心肌群會收縮成相同的長度，而就功能性運動來說，核心運動也和核心肌群原本發揮的功能一樣，是以「等長收縮」為目標。但在肌肉長度不變的情況下，又要如何收縮呢？

「請試著推推看牆壁。」

這時牆壁、自己都不動，可是卻很費力。

這樣的收縮就是「等長收縮」（isometric contraction）。包括人類在內，大多數哺乳類動物的肚子都沒有骨頭，而是由腹肌和豎脊肌代替骨頭來保護內臟。不論是站立或坐著時，人體的這些肌肉都會適當地收縮並協調身體的姿勢。對人體而言，由骨盆延伸出去的核心肌群，是在保護著骨頭、支撐著脊椎，就像樹根一樣承受著全身的重量。

就鍛鍊生存體力的目標來說，鍛鍊核心肌群就意味著想使身體重心保持穩定，只要穩定住重心，在日常生活中便可從容、安心地運用身體。至少，在脊椎與腹部打造出結實肌肉，即可事先預防腰痛和啤酒肚。

原本我們只要適當地行走就能充分鍛鍊核心肌群，但在工業化的現代社會，人類的活動量已急速減少，身體也逐漸衰弱，當文明越見進展的同時，我們的身體卻也變笨了。根基薄弱的樹，彷彿風一吹就會傾倒；同樣地，骨盆和核心肌群變弱的人類，也更容易罹患脊椎和腰間疾病。結實的樹根造就了厚重又穩固的基盤，而現在我們要開始學習的棒式就是一招必殺技，要幫你救活被壓住的腰和往橫向發展的肚子。

做棒式時，最重要的是和伏地挺身一樣，要把身體當成棒子並用力撐住；而且不光只是撐著等時間過去，為了抵抗重力，還要有自己的身體不能被搶走的決心，盡可能地收縮核心肌群。因為是不必計算次數的運動，所以用時間來設定強度，剛開始先做30秒，之後再逐漸增加。只要做棒式這項運動，就可以徹底解決腰痛問題，惱人的刺痛感消失了，專注力自然就會提升。棒式可說是完整展現了功能性運動的精神與哲學，更能確實舒緩你疲勞的脊椎。

1

—— 與伏地挺身剛開始的姿勢相同，固定好手腕與胸部連結而成的正三角形橫軸，腳尖蹬在地板上。之後腳尖可能會因為承受重量而感到疼痛，因此也可以在下方墊個小抱枕或枕頭、毛巾。

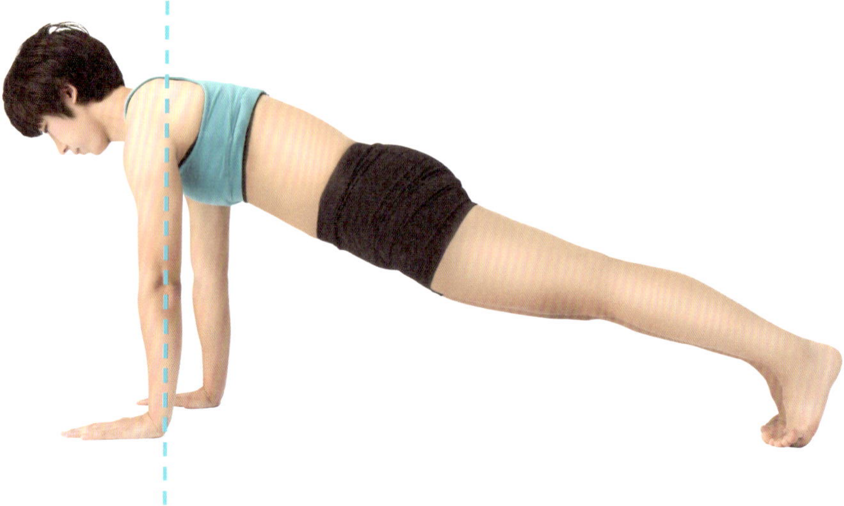

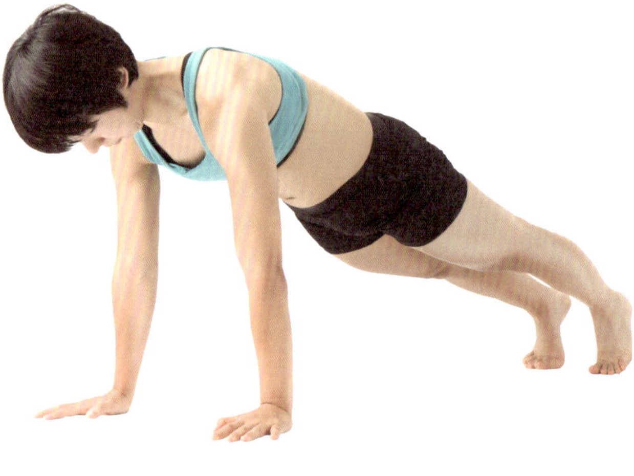

2

將一隻腳膝蓋彎曲，試著放鬆身體。然後維持這個狀態，讓手臂也彎曲，手肘觸地。手肘放的位置則和維持伏地挺身姿勢時的手腕位置相同。

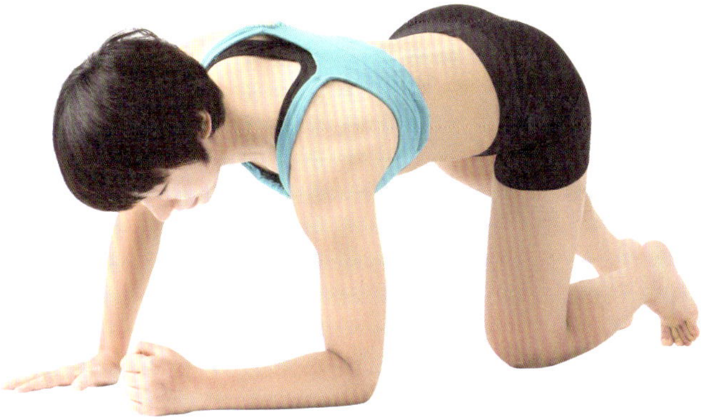

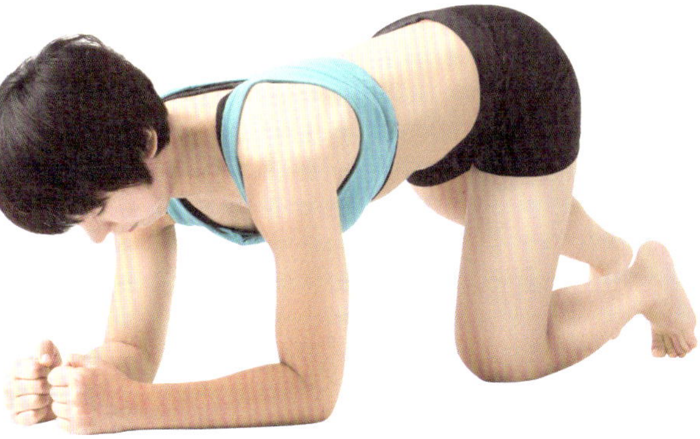

PLANK

3

按照肩膀→腰部→腹部→膝蓋的順序出力，兩腳往後伸直撐住，使身體就像筆直的竿子。跟做伏地挺身時一樣，必須鎖住全身的關節，用力撐住!! 因為才剛開始做，請試著維持20秒！

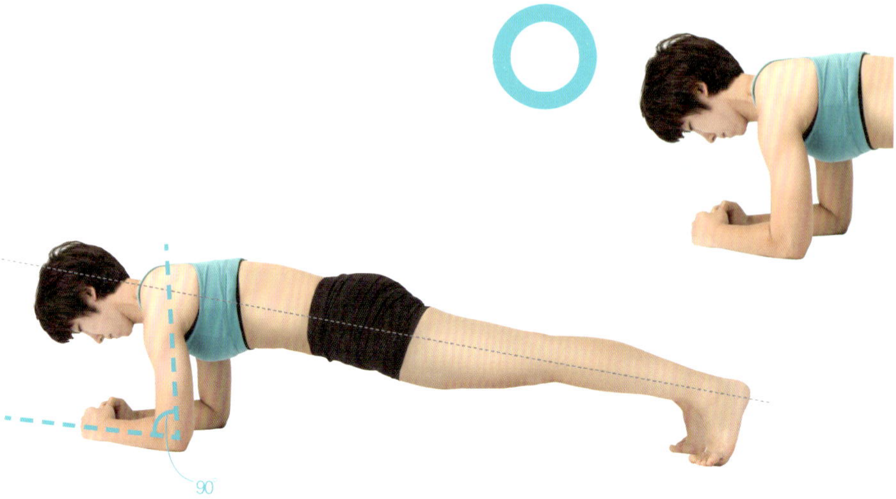

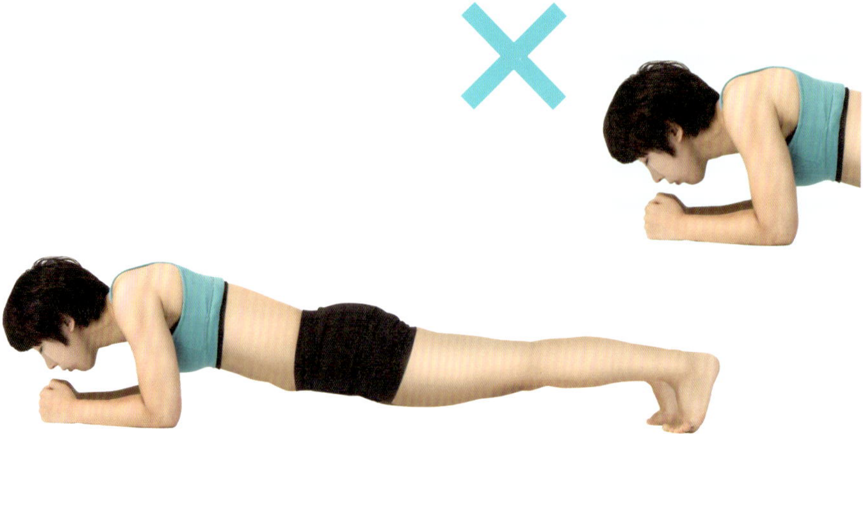

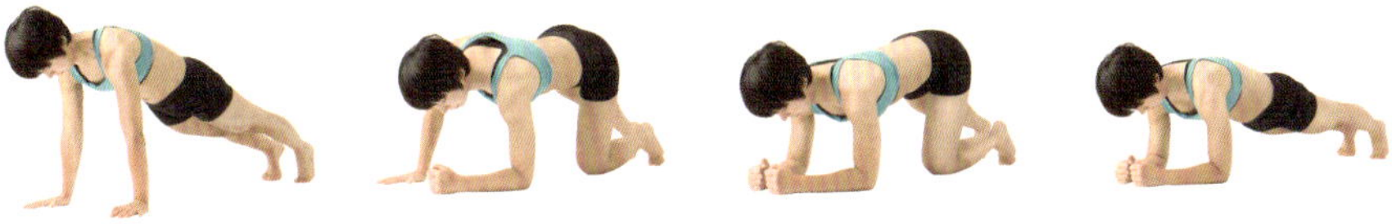

棒式 動作分解圖

CHECK POINT

1_

如果抬起臀部，就會跟做伏地挺身時一樣，原本必須集中於核心肌群的重心可能倒向下半身，而無法完全達到鍛鍊效果。為了別白白讓手肘受苦，從肩膀到腳尖都要維持一直線。

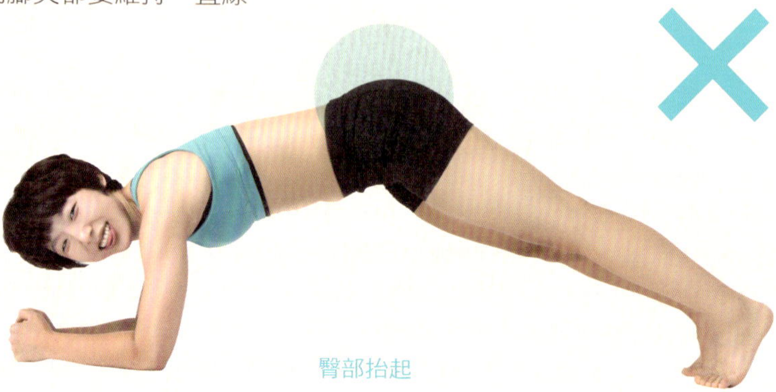

臀部抬起

2_

只有腰部撐起、腹部卻下降時，等於只鍛鍊到了一半的核心肌群。由於腹部也必須用力，想要製造出夏季暫用的六塊肌，棒式可說是理想的運動。與其模稜兩可地只做半套，倒不如確實地讓腰部和腹部同時施力，以正確的姿勢達到最完整的鍛鍊效果。

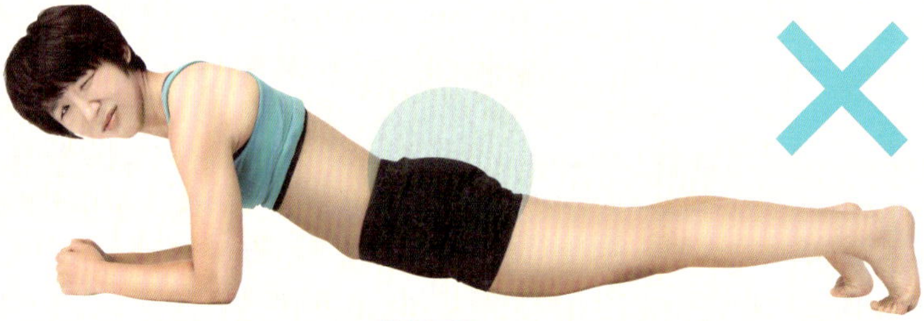

臀部下降

3_

連結手臂和軀幹的肩膀部分若是沒有使盡力道，全身的重量將會轉移到脆弱的肩膀關節，所以必須拉緊肩胛骨周遭的肌肉，維持緊繃感。

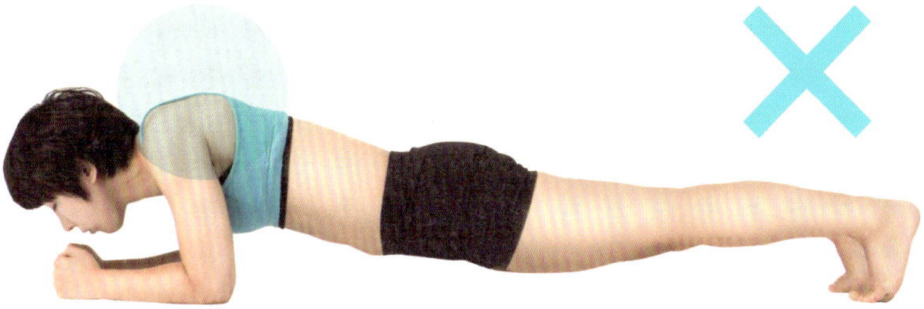

肩胛骨肌肉沒有拉緊

4_

如果沒有留意腹部是否出力，原本應該要以腹肌和豎脊肌撐住全身，將會轉移成由腰椎來承受重量。之前已經提過，一旦姿勢不正確，將會為連結在一起的關節帶來負擔，所以請盡可能地繃緊身體。

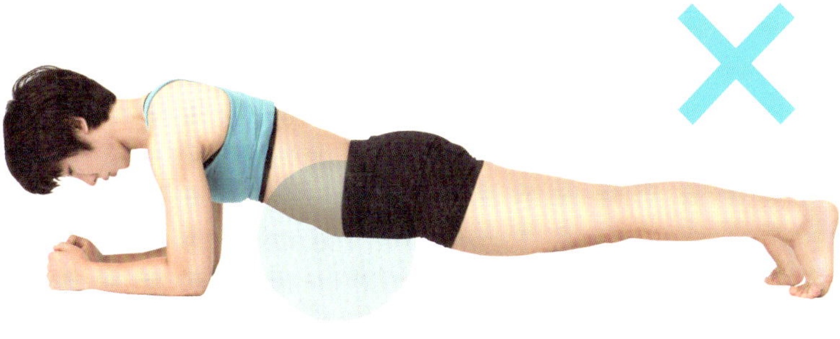

腹肌放鬆

三種棒式變化形，練出平衡與性感

為了擁有性感的腹肌，在運動世界中有各式各樣的鍛鍊方法，

其實多做棒式也一樣可以鍛鍊出腹肌，

再加上它還有舒展身體的功用，

就連難以訓練的核心肌群穩定性也能藉此養成，真是棒極了！

你說鍛鍊核心肌群和腹肌還不夠？

那麼接下來，我們就準備了讓肌肉等長收縮的三種棒式組合，

讓你同時可以訓練平衡感、又擁有性感曲線。

1_側邊棒式

難易度：★★★☆☆

側邊棒式很適合鍛鍊身體側邊的核心肌群——腹斜肌（abdominal oblique）。基本的棒式等運動大多會刺激到身體正面與後面的肌肉，而側邊棒式則能確實有效地強化側邊肌肉。

為了讓身體能一鼓作氣地撐起來形成一直線，膝蓋要先往前微彎約20~30度，兩腳疊起併攏，腳踝的踝骨、手肘、肩膀也要對齊呈一直線。

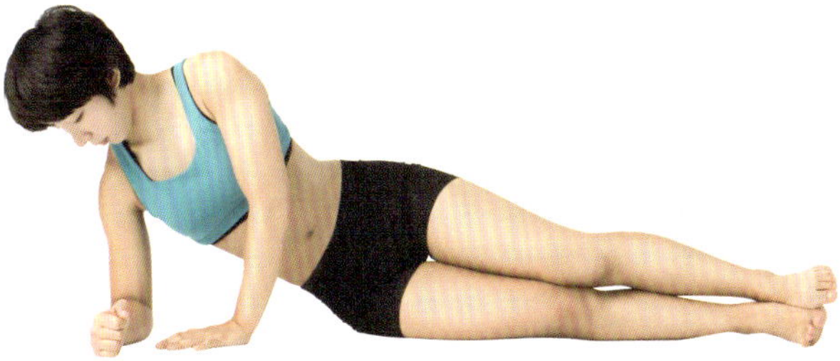

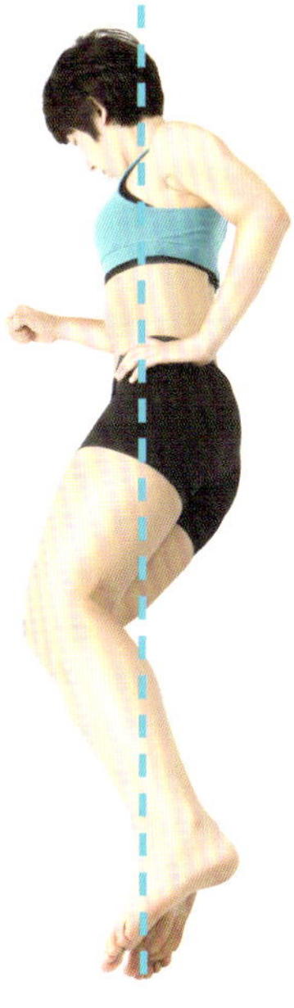

盡可能讓撐在地上的手臂與身體形成直角，並抬起臀部，利用側邊肌肉的力量維持住姿勢。也可以伸展另一隻手臂、或抬起另一隻腳，以增加難度。

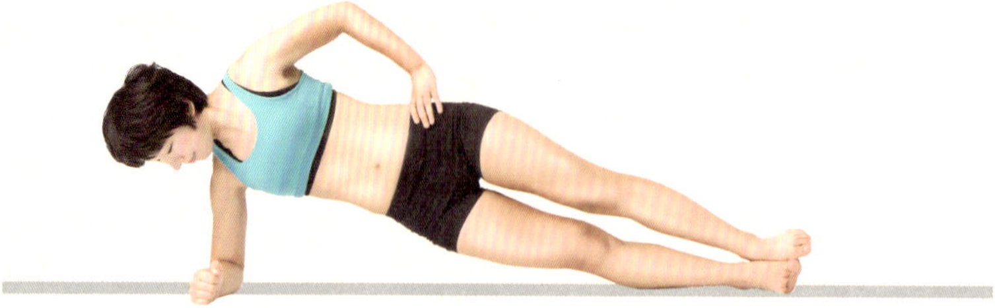

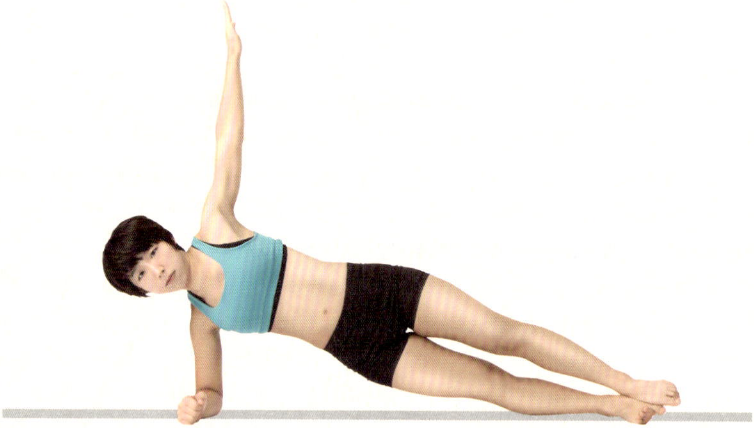

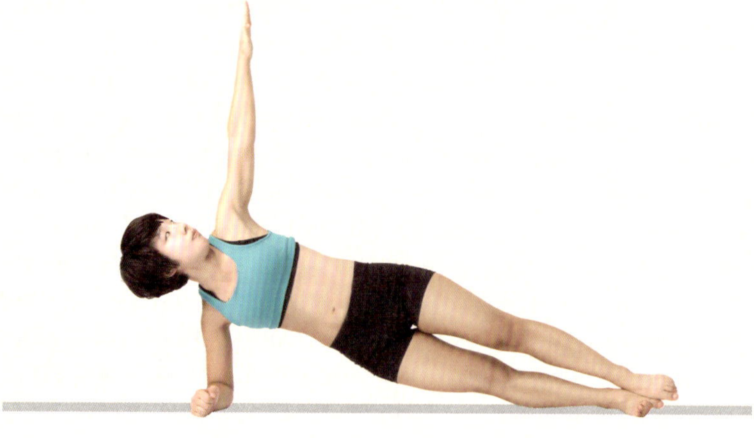

2 單手單腳棒式

難易度：★★★★☆

要培養平衡感，與其同時使用雙腳，只使用單手或單腳的運動要更有效果。這種棒式減少了支撐體重的支點，進一步加強核心肌群的鍛鍊，不必使用任何器材便可提高運動強度。當你抓不到左右平衡時，也可以透過非對稱運動找回兩側的平衡感。

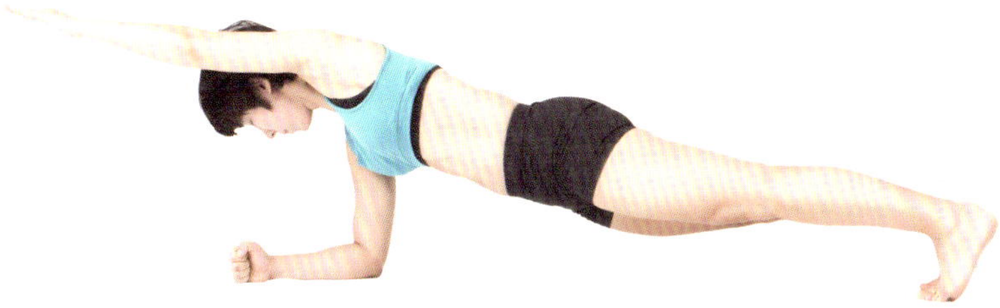

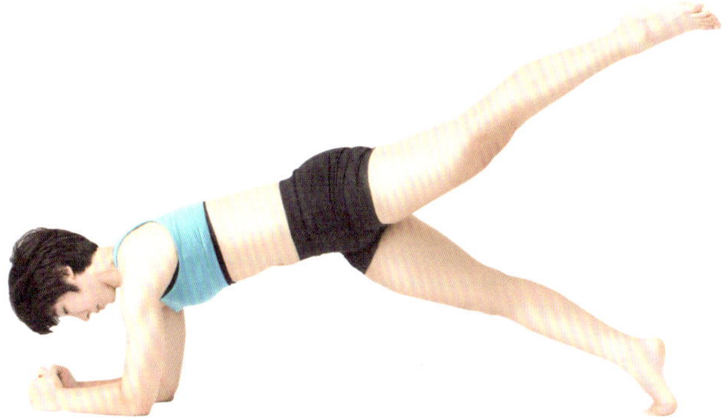

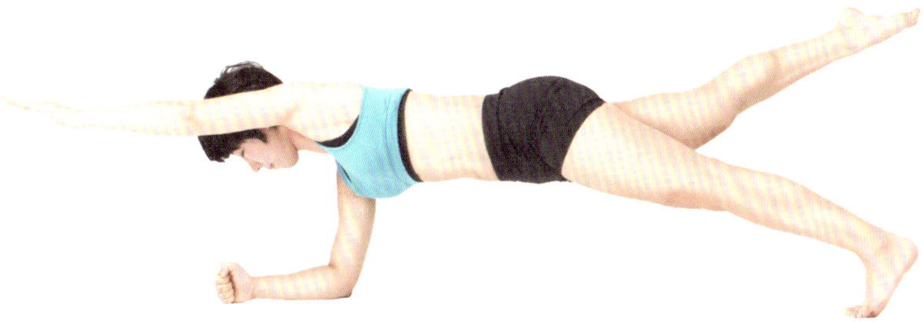

2_L-Sit

難易度：★★★★★

這是終極版的肌耐力運動，當你開始練習時，會發現之前所認識的核心肌群運動都只是小兒科。你可以直接在身體兩邊疊起書堆，也可以使用椅子或桌子。與基本棒式不同，這是一項從頭頂到腳趾都必須出力撐住的運動，由於只有兩隻手支撐住全部的體重，因此非常累人。當然就跟之前說過的一樣，只要做久了，你就會在某個瞬間成功。

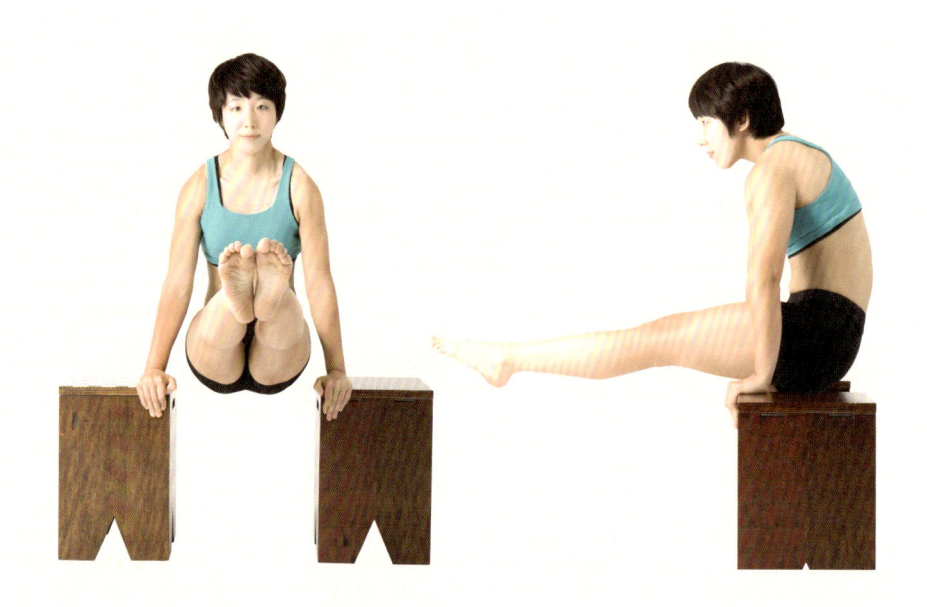

運動時要如何吸氣和吐氣？

在做個人健身教練時，我最常聽到的提問之一就是：

運動時要「如何呼吸」？

事實上，每做一個動作就呼吸是最笨的方法，只要在施力時吐氣，感到穩定後吸氣就可以。根據運動生物力學的論點，肌肉纖維離心收縮時會吸氣，向心收縮時會吐氣，但這些概念在實戰上都是白搭，其實對大部分的運動來說，只要在拚死出力的同時吐氣就行了。

請試著回想深蹲時的狀況——站起來要比蹲下去的時候費力，因此起身時要吸氣。相反地，做棒式時，因為必須持續施力1分鐘，是不可能不呼吸的，這時就不要太大口吸、吐氣，在這樣的狀態下收縮核心肌群，或是想著「打開呼吸道，腹部出力挺住姿勢」，就比較不會忘記呼吸。

只要願意開始，你就成功了一半

我們都有可能碰上這樣的狀況——因為上班快遲到了而奔跑、或是為了要去吃午餐而行走，但人類出生時，其實是連脖子都挺不起來、連爬行都還不會的。如果你覺得拿新生兒與成人比較不夠貼切，那麼請試著回想自己第一次學騎腳踏車的時候。在汝矣島公園裡有許多人騎著腳踏車，但他們並不是打從在媽媽肚子裡就握著手把練習的。凡事都有第一次，只要不害怕開始、願意去嘗試，就有了成功的機會。

生存體力所需的基本條件，就是肌耐力與心肺耐力。光是練習在本書中出現的運動，就足以確保獲得肌耐力；減少休息時間並提高運動速度，也可以充分訓練心肺功能。肌耐力要鍛鍊起來非常辛苦，但一旦練成就不易消失；相反地，心肺耐力只要兩週就能練成，但一不持續鍛鍊，就會立刻前功盡棄。下一章將介紹可以培養肌耐力和心肺耐力的生存運動計畫，以及教你如何為自己量身訂做專屬的運動方案。

此外，運動結束後一定要記錄次數和時間，因為每個人的體況與體能不同，無法完全照著書中的設定進行。最理想的運動計畫就是由自己制定的，所以必須確實地記錄運動內容。即使次數沒有增加、運動時間變長也無妨，沒有必要寫一些很複雜的用語、或是糾結於1RM（最大肌力）是什麼，也無須精疲力盡地做著複雜多變的運動。只要做這四項運動，你就能獲得破表的生存體力。

FIT to SURVIVE

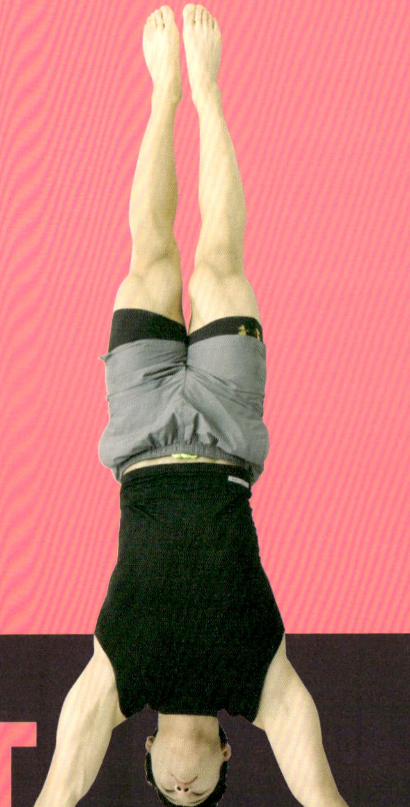

PART TWO

生存運動，
現在開始鍛鍊！

CHAPTER 3

我的身體，我來折磨

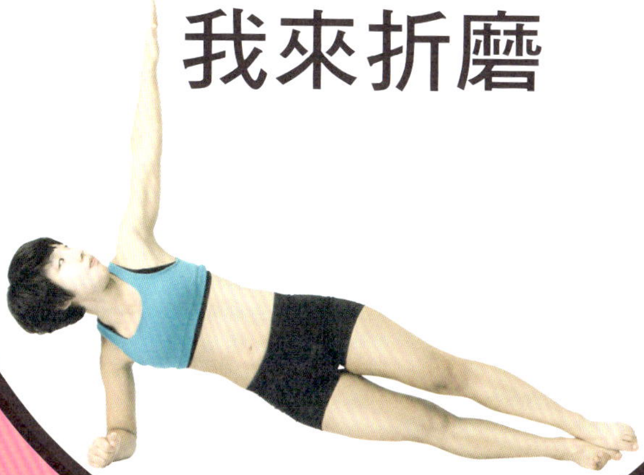

現代人常因忙碌而無暇運動，更何況為了學習新動作，
你還得觀看、確認、跟著擺動……這都會讓人疲累不堪。
既然要做，就做有相同效果、又盡可能簡單的運動，
而且最好針對個人的興趣與能力，
由自己制定鍛鍊計畫與目標，才不會消磨掉運動的熱情。
就像肚子餓時，你最需要的是簡單又營養的一餐；
即使桌上放滿了食物，能率先緩解飢餓感、讓你確實滿足的，
還是你親手做的、對身體有益的料理。

因為運動展開的第二人生

「快起來 !! 再做一下 !! 」

三年前，花了半年時間到處搜刮各種證照的A，在社區健身中心展開了第二人生。與其說是教練，外型更像模特兒的她成了「表裡一致」這句話的最佳證明，也比其他教練為健身中心帶來了更多新客戶。她並沒有什麼特別的成功秘訣，只是在蒐集證照時涉獵了許多運動，使她得以應付會員們各式各樣的要求。

這時候的A尚未對「生存體力」這樣的主題感興趣，畢竟不論做什麼運動，只要持之以恆，便可以鍛鍊出體力。再加上能夠接受個人教練指導的學員，大多是有錢、有閒的人們，當時忙於管理手上會員的A，並不想了解世上的一般人怎麼生活。至少在健身中心裡，她有著滿滿自信，可以讓任何人獲得夢寐以求的身材。

「來，請試著把屁股往後推。」……

另一方面，註冊了五十萬韓幣（約台幣14000元）個人教練課程的K，在大腿承受著沉重壓迫感的同時迎接了新的一年。 值得慶幸的是，K在鼻屎般大小的新林洞國考村，接受了相當於漢南洞或狎鷗亭洞昂貴等級的個人教練指導。照著教練的指示，K提起20公斤重的槓鈴做著深蹲，領略到比其他器械運動更強烈的顫抖感。光是扛一個槓鈴在肩上，就可以使全身肌肉緊繃。

對於有「百八肥豬」稱號的K來說，運動實際上是為了逃避現實。雖然他說了要準備研究所考試，但這其實與他的志趣不符，因此他也很難專注。休學有如家常便飯的他，終於也到了畢業的時刻，但因為經歷並不豐富，選擇就業有點困難，想要繼續念書，又太懶散了。在沒有選擇的狀況下，A要他去做運動的勸告就成為K延遲面對現實的擋箭牌。

K接受了個人教練指導，像其他人一樣學習槓鈴和啞鈴，還涉獵了壺鈴和懸掛式吊帶運動。結果他發現運動跟自己忙碌時看的網路漫畫一樣有趣，於是眼看著就要畢業了，他卻更加瘋狂地運動。K每天都在健身中心待上三小時，只用了四個月就減掉30公斤，之前衣櫃裡放滿的抽繩褲，也換成了UNIQLO的牛仔褲，腰瘦了6吋，終於可以買西裝褲。總之，這時的K再也不怕見人，也會挑漂亮的衣服穿了。身材一旦改變，選擇權也增多，自然就很享受購物。

反正也無事可做，K於是想著要不要嘗試當健身教練。之前運動時他曾經傷到肩膀和腰部，但他的教練卻渾然不知，從此不相信教練能力的K，於是試著在海外考了資格證書，希望任職教練的目標不再遙不可及。但當然，世事總是無法盡如所願。

百八肥豬的教練夢落空了

烈陽照射在臉上，K走在江南站地鐵旁的十字路口，這已經是他第四次被拒絕了。

K瘋狂賭上決心投入了健身教練的招募應徵。「與大學主修、專業證照無關，徵求願意邊學習邊工作的人才。」K在看到這句話之後，試著向健身中心投了履歷。要是在從前，那個缺乏自信的百八肥豬根本就不會看這種求職廣告，但現在的K已經今非昔比了。除了卯足勁改變身材，別人不知道的最新健身資訊，他都知之甚詳，也具備了足以指導他人的教學實力，再加上以往他只要當一個月家教就能賺到一年的生活費，當然做夢也沒想過這樣的自己會面試失敗。

K知道有許多教練沒什麼特別證照就在工作，所以這次失敗對他來說是項恥辱。看了他的履歷而找他過去的健身中心老闆們，都對前來面試的他說「會再跟你聯絡」，結果卻都沒有下文。這其中或許是另有隱情，但K還不懂這世界的人情世故，就這樣輾轉面試了好幾家健身中心。後來他在一個地方實習了兩個月，上司強求他們向會員銷售個人教練課程，而實習結束後，四個實習者之中只有K被炒魷魚了。

「呀！你長得不怎麼樣，身材也不行啊！」

聽著K的煩惱，A突然吐出這句話，令K頓時啞然。為了考取證照曾吃過不少苦的A，很清楚要如何在這個圈子裡打滾生存。健身中心非常偏好長得正又帥的教練，營業用身材和臉蛋是面試的評價標準，很可惜的是，K的「外貌」並不合格。

K也知道這個事實，矮個兒加上粗厚的短腿，總是讓他很自卑。儘管丟掉了抽繩褲，穿牛仔褲時還是會卡在大腿處；在網路上買的衣服也經常因為太緊身、不能穿，而必須忍痛退貨。即使如此，他仍然對「外貌不合格」這個落敗的理由感到無法理解，這時A又對K說了一句話。

「真想成為教練的話，要先拿到證照才行！要是我也不會用你。」

第四度被拒絕、又聽了A說的難聽話，回到家的K於是收起了教練夢。一想起健身中心老闆們的嫌棄嘴臉，他心情就很差，再加上還被好一陣子泡在酒精裡的A用傲慢的口吻數落，更是讓他沒好氣。這時的他，腦子裡想的全是該如何在這個領域突破困境。

人生就是實戰呀！你這隻豬

雖然K放棄了教練夢，但仍不願意放下和運動的緣分。K已經拋卻了進軍文壇的理想，就業又很困難，而大多數人都試過的國家考試，他也是準備了幾個月就半途而廢。反正無處可去，要是無法在健身教練這個領域成功，就乾脆去做別人不會瞧不起的工作，豈不更好。一想到這裡，K就覺得看見希望了，那就是——成為醫生。他曾聽說美國有些知名教練都擁有醫生資格，比起很會寫作的教練，這個頭銜要更吸引人。

當時K正深受肩痛與腰痛之苦，輾轉歷經了幾間醫院治療也無法痊癒，這時的他突然蹦出「當醫生」這個目標，倒也不足為奇。認為「就是這個了」的K，開始準備醫學院研究所的考試。以往每天瘋狂運動三小時的他怕會考不上，就連吃飯、睡覺的時間都省下來讀書，在這段期間，他的身材於是又慢慢變回了肥豬樣。

大約又過了半年，認識K的人一看到他，就知道他又發胖了。減肥後新買的褲子不再合身，皮帶也越扣越寬。衣服一緊，頭也跟著痛，甚至痛到了無法念書的程度。負重引體向上和150公斤單次硬舉再也不是他的每日課題，他雖然勸告別人要多運動，自己卻漸漸因為忙碌而把運動視為奢侈之舉。等到出門的衣服只剩下運動褲可以穿時，K才意識到情況的嚴重性。

K能信任的人只有A了，他猶豫了好一會兒，便拿起電話打過去。

「姊，我該怎麼辦？」

這時K還住在出租雅房，接到電話後去找他的A一見屋裡的光景，也說不出話來了。床腳上方就架著書桌的狹小雅房內，連啞鈴、壺鈴都放不下，就算要放張瑜珈墊都嫌擁擠。有著名教練自豪心的A立刻意識到，自己的經驗與知識在這裡根本派不上用場。

「等一下，讓我想想。」

A走出那個有如監獄般狹小的單人房，嘆了一口氣。總是接受人們前來健身中心諮詢的她，發現自己在工作中累積的所得所學，完全無法因應眼前的狀況，而深感措手不及。

她認為一切必須從最基礎開始。這時，她突然想起某部電影的主角十五年來被關在單人囚房裡做全身運動的場景。

在歷經反覆的試驗後，她終於擬定了K的運動計畫大綱。因為K住的房間太狹小，所以只好選擇共用浴室做為運動場地，時間則限定為10分鐘。曾經一天運動兩、三個小時的K，雖然認為這套方法似乎沒啥效果，但A還是要求他照做。她先指示K進行鍛鍊心肺耐力、且能鞏固肌耐力與核心肌群的運動，但將時間縮短為1分鐘，而且每天都要做記錄，並以1週為單位再視情況調整次數。此外，A也會每週更換K的運動計畫。

要煎還是要炒？制定你的運動計畫

「只要跟著做，就會有驚人的效果。」這句話在減肥市場上早已是陳腔濫調，但如果真的這麼簡單，這世上就不會有鮪魚肚了。當然，對活動量急速減少的現代人而言，光是照著做某些動作，身體就能獲得一定程度的幫助，但即使如此，你也會因為忙碌而抽不出時間做，為了學習新動作，你還需要花時間觀看、確認、跟著擺動等……這一切都會讓你感到疲累不堪。

既然要做，就做有相同效果、又盡可能簡單的運動，不是更好嗎？總之，肚子餓的時候，你最需要的是簡單又營養的一餐；即使桌上放滿了食物，能率先緩解飢餓感，又讓你確實滿足的，還是你親手做的、對身體有益的料理。

請試著想像，好不容易週末早上可以去趟超市，你買了米、泡菜和肉回家，肚子已經餓到快翻白眼了，但再怎麼樣也不能直接生吃食材，無論是煎、煮、烤，或全放在一起做炒飯，這些食材都必須先經過料理。同樣地，制定運動計畫就如同料理，即使學會了深蹲、波比跳、伏地挺身和棒式，不去制定運動計畫、設立鍛鍊目標，也是毫無意義。要嘛做泡菜炒飯、要嘛做泡菜鍋，決定做哪一項之後，再邊看著食譜邊料理。接下來我們將介紹的運動計畫，就是有如食譜一樣的存在。

CHAPTER 4

制定運動計畫，做好身體管理

F2S Programming

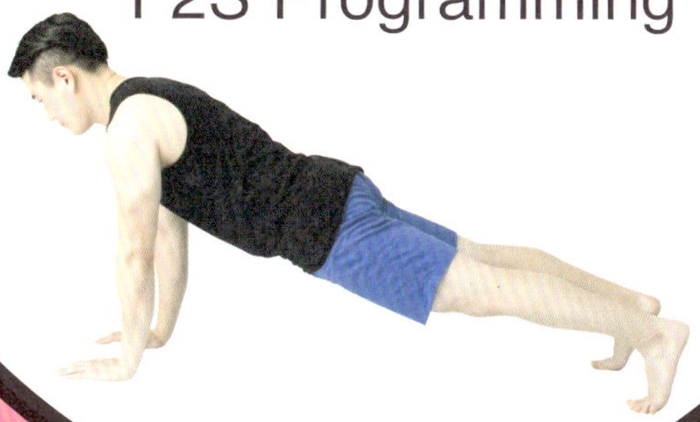

即使是同樣的食材，亂扔進鍋裡熬煮，就會變成亂七八糟的湯；
同樣地，如果漫無目的地將不同運動混合在一起，
那就不是運動，而是「亂動」。
每天10分鐘的空檔和可以輕鬆平躺的地板，
是生存運動計畫的必備條件。
先檢測自己的身體狀況，選擇合適可行的運動方案，
然後循序練習、持續記錄，逐步感受體力的成長，
新的一年，就用它來做為你的中長期健康管理計畫吧！

制定運動計畫前，先檢測身體狀況

對忙碌又無力的你來說，10分鐘的空檔和可以輕鬆平躺的地板，是生存運動計畫的必備條件。為了展開F2S（Fit to Survive）生存運動計畫，以下是你必須遵守的幾項規則：

1. 一旦選定了運動計畫，至少必須執行2週以上。
2. 每天要記錄次數和種類。
3. 以1週為單位，逐週增加次數。

每個人的體格、身型、運動經歷、疾病、受傷程度和體力都不相同，所以無法只提供一項通用的運動計畫。就算是購買工廠統一出貨的鞋子，也要挑選合腳的尺寸來穿，運動也是如此。規劃運動計畫與分量，就像是訂製西裝，在成衣店試穿的西裝和在西服店從頭到腳量身訂做的西裝，等級自然有所差異。

在開始制定生存運動計畫之前，請先檢查你現在的身體狀況。我們在第二章曾學到一種運動方法是「1分鐘波比跳」，在培養生存體力的所有要素中，這項試驗能集中檢測肌耐力和心肺功能，也可有效確認我們是否具備基本的生存體力。

打開智慧型手機的倒數計時功能，現在就開始做1分鐘的波比跳測驗，做完請計算一下次數。什麼？你說沒時間做？一整天裡，1分鐘只不過占了二十四小時中的0.06%而已，只要暫時一下下的時間就好了。

只要達到下方圖表中所標示的「普通」程度，就代表日常生活中幾乎沒有什麼事，是你的體力所無法負荷因應的。但測驗結果若是「差」，則意味著你平時太放縱自己的身體，導致它已經生鏽了，請好好反省。

	差	普通	很好
男人	17個以下	18~21個	22個以上
女人	15個以下	16~19個	20個以上
	證明你的身體還能翻滾、還活著。不過，假日去登山的老人家大概也是這個程度，所以你應該感到丟臉！	可以消化高強度運動，有資格加入社區足球隊，完全符合生存體力水準。	業餘體育選手級的體力，這是你平時努力的結果，值得驕傲。

每日簡易記錄，確認體力的成長

料理的時候，若只用眼睛目測，而不實際去測量食材的分量，可是會出問題的。運動也是一樣，確實記錄次數，便可以透過數字真切地了解自己體力的上升程度、確認每天的身體狀況，可謂一石二鳥。

傳統的方式是直接記錄在筆記本上，但如今已是數位化時代，就沒這個必要了。因為不知道自己會在何時何地運動，總是不離身的智慧型手機就取代了筆記本。沒必要下載過多的App應用程式，只要活用任何手機都會內建的記事本功能，這就是最好用的App。

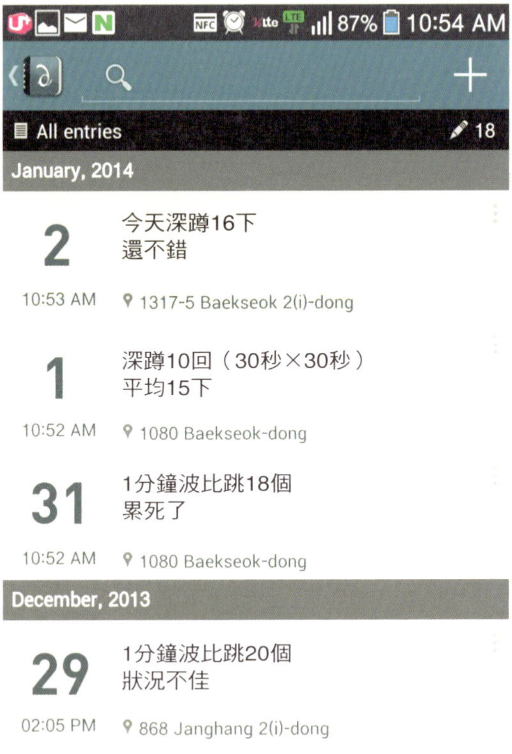

87%
10:54 AM
All entries
18
January, 2014
2
今天深蹲16下
還不錯
10:53 AM
1317-5 Baekseok 2(i)-dong
1
深蹲10回（30秒×30秒）
平均15下
10:52 AM
1080 Baekseok-dong
31
1分鐘波比跳18個
累死了
10:52 AM
1080 Baekseok-dong
December, 2013
29
1分鐘波比跳20個
狀況不佳
02:05 PM
868 Janghang 2(i)-dong

不管採用何種方式，盡量別記錄得太繁瑣、複雜，免得日後連你自己都看不懂，忘了這些內容是什麼意思。

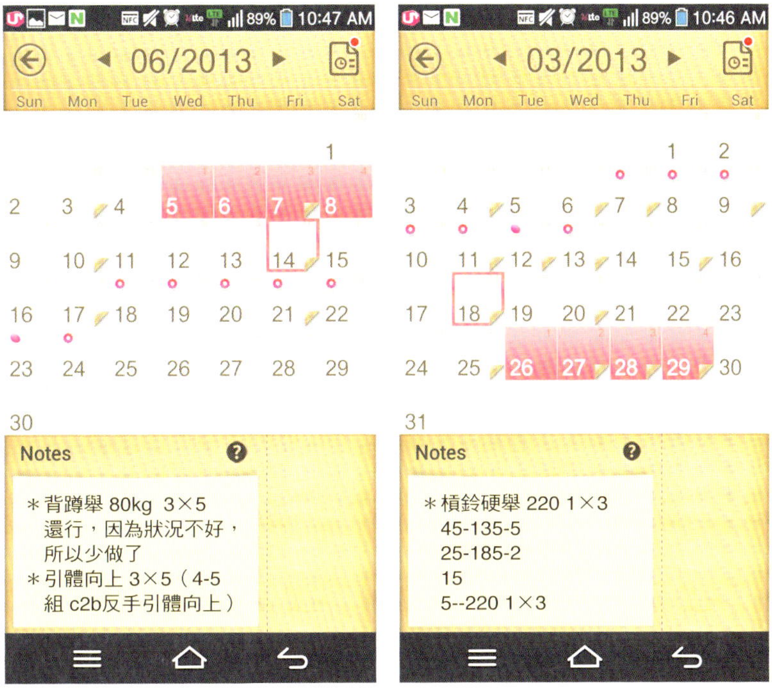

記錄月經週期的APP也是理想的記錄工具

只要照著運動計畫執行，再以閱讀方便、一目了然的方式，簡單扼要地記錄就好。

對女性來說，就算覺得麻煩，也請一定要使用記錄月經週期的App應用程式，這樣就能配合月經週期來調整身體狀況、並進行運動記錄，是最棒的健康管理記事本。女性的身體狀況會隨著月經週期而變化，運動難易度也可以連同調整。例如月經期間是休息期，月經後的兩週左右是難度上升期，第三週則是自行調整期。

10分鐘照表操課，生存運動計畫展開！

1分鐘波比跳測驗和生存運動計畫完全無關，運動計畫是確保生存體力的實踐指南，波比跳則是確認每週運動結果的手段，這一點請銘記在心。

以下所提供的運動計畫有五項，每次的運動時間都是10分鐘，難易度各有不同。如果覺得有點難懂，只要記得最基礎的階段就是運動計畫A的等級1，然後以此類推。在所有的運動計畫中，通常都將等級1設定成體力差的人無需太累也可以跟得上的程度。請不要無端將目標訂得太高，而消磨掉自己對運動的熱情，先從等級1開始就好了。你覺得會比別人晚一步？請放心，大部分成人的體力在生存運動計畫的概念中，都還達不到「間歇訓練」（interval training）的條件。

行家們應該都注意到了，維持生存體力的基礎運動計畫主要是在短時間內提高心跳次數、並進行短暫休息的間歇訓練模式——完成快讓心臟跳出來的高強度運動之後，以不完全的休息方式，在心跳漸緩時再馬上開始運動。然而，間歇運動原本是體育選手採用的訓練方式，所以一般人剛起步時都很難學會。反正我們的目標是1週之後必須將每項運動的完成次數增加1~2下，所以請不要放棄，只要慢慢增加次數，總有一天可以達到等級5的水準。

等級越提高，間歇運動的強度也會越強，要是當天真提不起勁、想運動的欲望不高時，就從最簡單的等級做起，試著以「符合身體狀況」的感覺來運動。

運動計畫	回數	運動種類	每回的運動量	各等級的完成次數／時間				
				等級1	等級2	等級3	等級4	等級5
A	10	深蹲	深蹲30秒→休息30秒	10	15	20	25	30
B	5	波比跳	波比跳1分→休息1分	10	12	14	16	18
C	5	深蹲	【深蹲＋伏地挺身】1分→休息1分	10	15	20	25	30
		伏地挺身		3	5	7	10	12
D	5	波比跳	【波比跳＋棒式】2分	10	12	14	16	18
		棒式		-	-	-	-	-
E	5	波比跳	【波比跳＋深蹲】1分→棒式1分	6	7	8	9	10
		深蹲		12	14	16	18	20
		棒式		1分	1分	1分	1分	1分

- 回數：10分鐘內必須完成的總回數。
- 運動種類：各項運動計畫所要進行的運動種類。
- 各等級的完成次數和時間：在各等級的運動計畫中必須完成的運動次數與時間，只有棒式是以時間計算，其他運動都是以次數計算。

運動計劃 A			等級1	等級2	等級3	等級4	等級5
10回	深蹲	深蹲30秒→休息30秒	10	15	20	25	30

做30秒的深蹲，再休息30秒。雖然總長是10分鐘，但因為有一半的時間在休息，所以實際上運動的時間只有5分鐘。以等級1為例，只要在30秒內做10下深蹲即可，不需要做到精疲力竭快死掉一樣；30秒做滿10下後，若還有剩下的時間就休息。

如果做完10下，双腿連要打直都很困難，實在覺得很疲累，這一週只要維持每回都做10下就好。相反地，要是覺得並不吃力，隔天就可以把每一回做的次數增加到11下——只要增加1下就好。

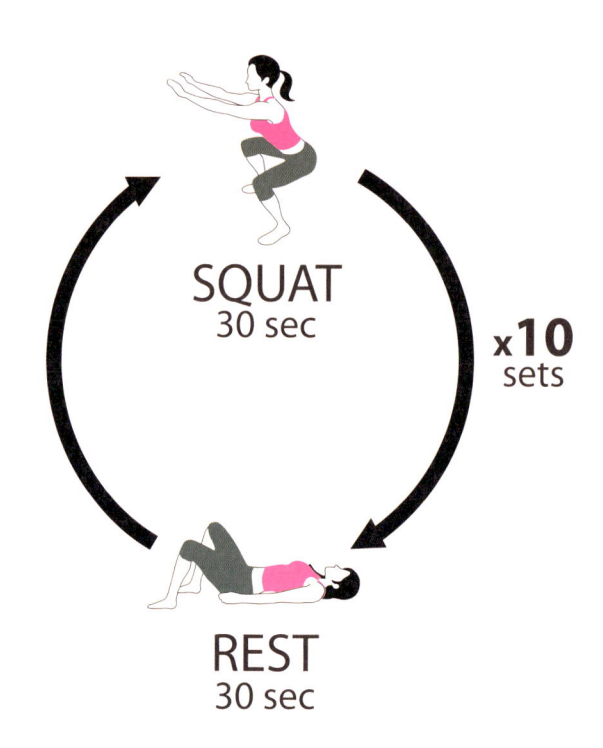

運動計劃 B			等級1	等級2	等級3	等級4	等級5
5回	波比跳	波比跳1分→休息1分	10	12	14	16	18

在1分鐘內完成各等級規定的波比跳次數。以等級1為例，就是在1分鐘內做10下，這樣做起來並不會很累（當然做完5回就另當別論了）。

同樣的，做完每天規定的分量之後，若覺得自己「還可以再做」，就請增加次數吧！我在當教練時，常看到每天都在運動的女性會員們第一次做時，別說1分鐘了，5分鐘內連20下波比跳都做不到，但長久練習下來，大家就漸漸地不必休息也能輕易做完100下。只要持之以恆就會進步，若覺得身體還能承受，就增加次數吧。

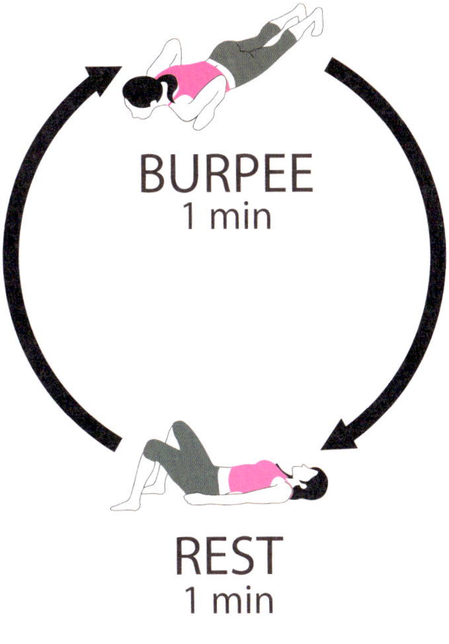

運動計劃 C			等級1	等級2	等級3	等級4	等級5
5回	深蹲	【深蹲＋伏地挺身】1分→休息1分	10	15	20	25	30
	伏地挺身		3	5	7	10	12

與A、B不同，這項計畫是由兩種運動互相搭配，在1分鐘內做完深蹲和伏地挺身。以等級1為例，做完10下深蹲，接著做3下伏地挺身，若還有剩餘的時間，只要休息即可。

如果能快速地在20秒內完成，就可以休息1分40秒；若是慢慢做，則可以輕鬆地運用這1分鐘。總之，不論採用什麼方式，只要符合自身的體況就好，要是覺得還能做，每個等級的次數可以再增加1下。

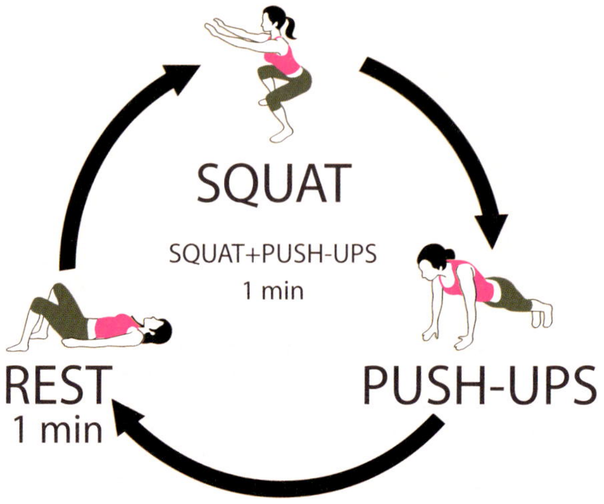
SQUAT
SQUAT+PUSH-UPS
1 min
PUSH-UPS
REST
1 min

運動計劃 D			等級1	等級2	等級3	等級4	等級5
5回	波比跳	【波比跳＋棒式】2分	10	12	14	16	18
	棒式		-	-	-	-	-

D和A、B、C不同的是沒有休息時間，光是做1回就要2分鐘，一共做5回。因為中途不休息，所以更可以確認自己的毅力與肌力。

這項計畫是在做完各等級規定的波比跳次數後，將剩下的時間拿來做棒式。以等級1為例，如果在30秒內做完10下波比跳，接著再做1分30秒的棒式，就直接進入第2回。若要提高強度，則可以增加波比跳的次數1下，而棒式盡可能做到1分鐘以上。

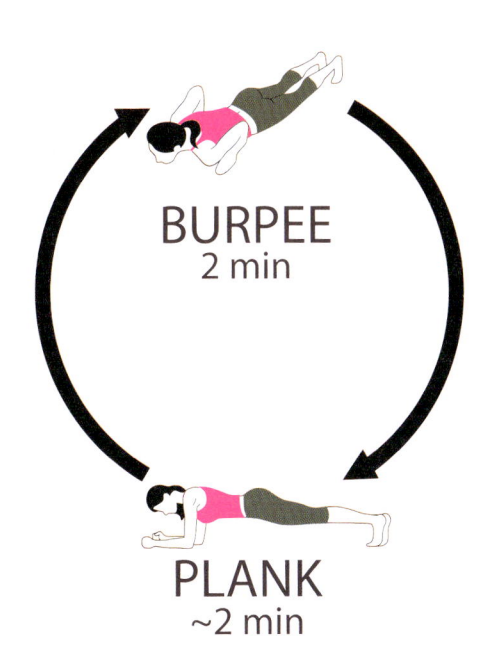

運動計劃 E			等級1	等級2	等級3	等級4	等級5
5回	波比跳	【波比跳＋深蹲】1分 →棒式1分	6	7	8	9	10
	深蹲		12	14	16	18	20
	棒式		1分	1分	1分	1分	1分

E計畫組合了三項運動，沒有另外設定休息時間。體力差的人，不容易挺過1分鐘的棒式，所以並不建議初學者一開始就採行這項計畫。首先要在1分鐘內做完波比跳和深蹲，接著再做1分鐘的棒式。

與其他運動計畫一樣，如果覺得輕鬆，就再增加次數，而此時波比跳和深蹲的次數以1：2的比例增加會比較理想。棒式則與波比跳、深蹲的次數無關，只要將時間固定在1分鐘。抓到要領之後，就會發現在做的時候還是有可以喘息的空間。

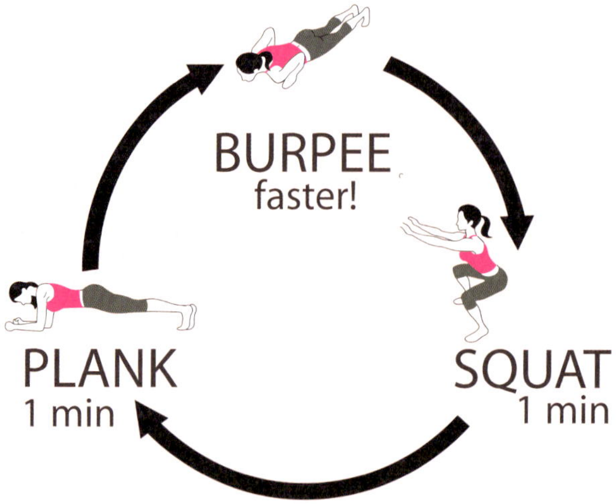

想自我挑戰？試試看「更多」、「更快」

之前曾說過運動是食材，而運動計畫就像食譜，只是每天如果都照著相同的食譜做菜吃飯，總有一天也會吃膩的。之前所介紹的基本版生存運動計畫，為你設計了一年份的運動內容，但是從A-1到E-5都做完之後，就沒有其他變化了。肩膀或背部的痠痛、前傾的脖子、稍微跑個步就到極限了的心肺功能……都可以藉由這套運動計畫改善，但它卻無法消除你的厭倦感。也有些人會因為受傷或疾病而無法進行特定運動，譬如手腕受傷的人就不能做伏地挺身。為了讓無法採用上述基本計畫的人們也能運動，接下來我們將介紹如何制訂個人化的運動計畫。

第一次學做菜時，雖然都是照著食譜按部就班，但從某一瞬間開始，我們就漸漸能做出符合自己口味的料理。符合自己口味的料理，不一定要有華麗的裝飾、或淋上做法困難的醬汁，其實只要把目前為止用過的基本食材加以運用組合就行了，制定個人化的運動計畫也是如此。簡言之，重點就是要制定符合自己興趣與體力的運動計畫。在說明制定方法時，多少會使用到一些艱澀的詞彙，不過這都跟料理時使用的食材沒什麼兩樣，所以就請放心地跟著做吧！

比方說，我們有四樣食材——四杯米、一斤豬肉、一棵泡菜、一把大蒜，這時可以把所有食材都放進去做成泡菜鍋、也可以做泡菜炒飯，吃著吃著可能又會想吃東坡肉或豬腳。事實上，只要有基本食材，就可以做出各式各樣的料理。

生存運動計畫也是一樣，材料就是深蹲、波比跳、伏地挺身和棒式，這樣的基本版運動計畫就可以執行一年。而當你對這些運動熟悉到了某種程度，就可以根據自己的興趣來變換內容。不過有一條準則必須注意：即使是同樣的食材，亂扔進鍋裡熬煮，就會變成亂七八糟的湯；同樣地，如果漫無目的地將不同運動混合在一起，那就不是運動，而是「亂動」。正確的運動計畫，應該要根據兩大基本指標來進行規劃與鍛鍊——AMRAP（As Many Repetitions As Possible）和For Time，也就是「更多」和「更快」的意思。這是在高強度運動中經常使用的專有名詞，為了方便理解，我們還是稱之為「更多」、「更快」，在制訂個人運動計畫時，這些概念非常受用，所以請盡可能地記住。

- 更多（AMRAP）：時間固定、次數增多
- 更快（For Time）：次數固定、速度加快

「更多」是指在固定的時間內多做幾次，這和國、高中體育課測驗仰臥起坐次數是一樣的方法，當然在每次運動時，都要記下次數。反之，「更快」則是指在次數固定的情況下，盡最大可能快速地完成，等於是跟時間賽跑，這時就跟百米賽跑的記錄方式一樣，只要記下時間即可。

在制定個人運動計畫時，這兩項指標——「次數」和「時間」，必須兩者擇一。因為每個人興趣不同，很難說哪一項更好，但不論你選擇的是「更多」或「更快」，在進行運動計畫時都絕對不能偷懶——沒必要在跟自己競爭的時候，也想要小手段吧？

接著就來看看範例吧——我們可以各別根據「更多」和「更快」的準則，來制定深蹲的運動計畫。實際上，基本版生存運動計畫中的A，就是由這兩種指標折衷組成——固定次數和時間，每30秒休息1次。我們也可以把這個計畫完全置換成「更多」或「更快」的模式。以A計畫的等級3為例，10分鐘內要做200下深蹲，此時可以把運動內容改換成：

- 更多：深蹲10分鐘（次數越多越好）
- 更快：深蹲200下（時間越短越好）

只要在A計畫的「次數」或「時間」這兩者之中選擇其一，就可以簡便應用，但實際上操作起來，則會感受到很大差別。重點是要了解，「更多」和「更快」這兩種模式，到底哪一個比較適合自己。無論是減少時間、或增加次數，找出能讓自己輕鬆成長的方式、或選擇更有挑戰性的做法，總之都一定要做完才行。

再試試另一個例子——由波比跳、深蹲、棒式組成的E計畫，也同樣可以換成「更多」和「更快」的模式。就如同將黑豆飯中的黑豆挑出來，改放大麥就會變成大麥飯，我們可以將計畫中的棒式改成伏地挺身：

● 基本版E-5：波比跳×10、深蹲×20、棒式×1分

● 變化版E-5：波比跳×15、深蹲×20、伏地挺身×10

接下來，我們可以將變化版E-5全都調整為「更多」或「更快」模式，也可以將各項目分開變化。

● 變化版E-5（更多）：波比跳×15、深蹲× 20、伏地挺身×10＝1回

在10分鐘內盡可能地增加回數。第一週若是做到4回，下一週可將目標訂為5回。

● 變化版E-5（更快）：波比跳×15、深蹲×20、伏地挺身×10＝1回

盡快地完成5回後記下時間。第一週若是花了13分鐘，下一週就把目標訂為10分鐘。

注意事項

- 若照著基本版的生存運動計畫練習，讓身體漸漸熟悉運動，你應該就會知道自己1分鐘內可以做幾下的波比跳和深蹲。如果是初次制訂個人運動計畫，一定要根據自己的個人最佳紀錄（personal record）來規劃次數或時間。
- 制訂好次數或時間的運動計畫，一定要持續執行2週以上，並逐步提高自己的個人最佳紀錄。如果說基本版的生存運動計畫是和生存體力戰鬥，個人運動計畫就是和自己戰鬥，必須透過持續的記錄，才能確實觀察到自我的成長。

新的一年，
就用這套計畫來管理體力吧！

K在執行運動計畫的期間，比起那些接受A個人指導，每週做3次、每次50分鐘運動的健身中心會員們，成長、進步得更加快速。那段時間裡，A為K制定了運動計畫，並且把這項計畫也交代給經常出差工作的會員們當成功課。從會員們的立場來看，工作繁忙的教練既然都親手幫他們設計了個人運動計畫，因此儘管很麻煩，他們還是仔細記錄下運動次數和時間，完成了這項功課。

在外地出差時不需要另找健身中心和器材，只要脫掉衣服、打開手機的倒數計時程式，照著計畫運動就行了。於是，平常因為出差和工作行程而不常來上個人指導課的這些會員，從他們的個人運動記錄中也顯示出體能都有穩定的成長。

患有椎間盤突出症的五十幾歲B社長、隨身攜帶紅蔘液的S部長、忙於考取各種證照的大學生P……在A累積了許多會員的執行數據之後，也略微改變了K的運動計畫。在這些日子裡，K恢復了原來的體重，也能全神貫注地念書。而在數一數二的大型複合式運動休閒館正締造出最高業績量的A，卻辭掉了個人教練的工作，準備轉換跑道擔任高強度運動教練。在A辭職的前幾天，會員Y打電話邀請她到自己工作的H大型企業擔任新進員工研修課程的講師。A立刻接下了這份工作，並將所有數據都整理好，熬夜製作研修課程要用的講義指南。

因此，本篇所介紹的生存運動計畫，是從K的運動計畫起始，之後再歷經多次修正而成。而且不只K、還有A指導的健身中心會員和H公司的新進員工研修生等，A是在收集了這幾百人的數據後，不斷地調整、更改，才完成了這項以生存體力為核心精神的10分鐘鍛鍊計畫。

即使是學過運動的K，從A-1開始練習到E-5，也要花上大約一年才完成，換句話說，這可以成為你未來一年的中長期體力管理計畫。只要每天投資10分鐘，腰間和脖子就可以輕鬆轉動，這就是F2S生存運動計畫，簡單、輕鬆，又能確實見效。

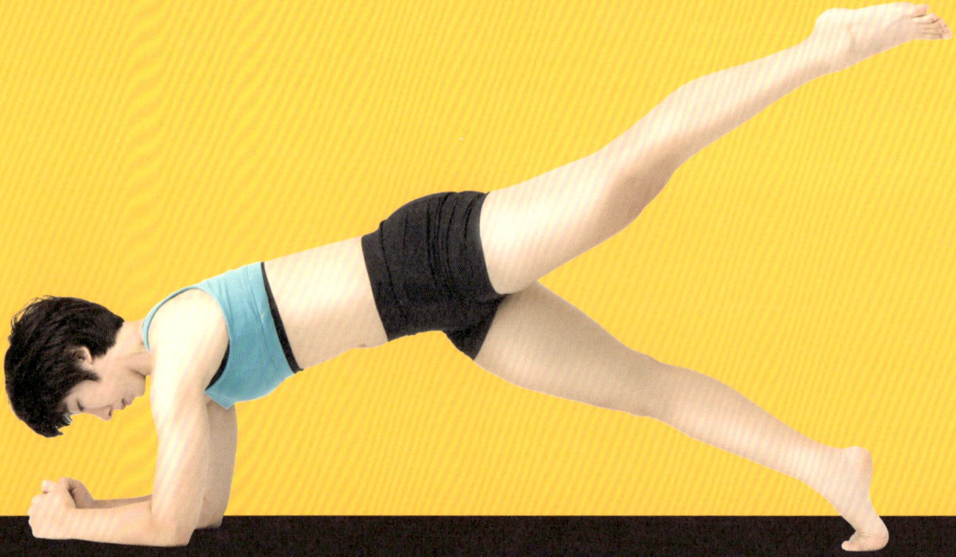

FIT to SURVIVE

PART THREE

生存飲食，做好能量補給！

CHAPTER 5
你真的有好好吃飯嗎？

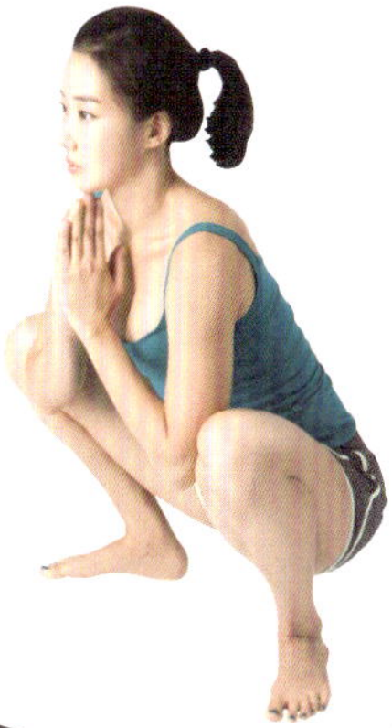

總有一天要分手，卻還跟舊情人維持著不清不楚的關係；
說要減肥，卻吵著就只吃一片披薩……
這都只是在自欺欺人而已。
愛情、食物、運動，都是習慣問題，
請暫時將曾經熟稔的事物推到一旁，去尋找你的新習慣，人必須往前走。
一喝醉就跑去找舊情人的我，跟夜裡難耐食欲而買炸雞吃的你，
我們都該結束這樣的生活，到此為止了。
比起懶惰推延的你，狠心而果斷的你要更性感。

對於米飯，是愛、還是執著呢？

早上八點，天啊，遲到了，得快點出門。迅速漱洗之後，硬是套上昨天穿過的衣服，才突然想起了你。在前往公司的公車上滑著手機時、進到辦公室之後，我依然忘不了你。在快碰到嘴唇之際，吸引我伸出舌頭來的白皙又炙熱的肌膚，啊啊，我快瘋了。

我無法專心做事，因為你一直在我腦海裡。你一直以來都注視著我，現在我沒有你就像活不下去。在看不到你的時候，時間越走越慢，我的手開始顫抖。只要再幾個小時就可以見到你，可是我快忍不住了。我這麼地愛你，為什麼我現在不能見到你呢？

我好飢渴。

十一點四十分，部長突然向我問起你的行蹤。

「要去吃『飯』嗎？」……

韓國人對於米飯的熱愛，足可比擬世足賽時四千萬人的「紅魔鬼」[1]等級。雖然在韓國只要說錯一句話，就可能遭到地毯式轟炸的批判，但該說的還是要說——飯並不是補藥。

1 愛國主義強烈的韓國人，在國家足球代表隊參加世足賽等國際賽事時，都會穿上紅色衣服為國家隊加油，而被媒體稱為「紅魔鬼」。

韓國人的飲食習慣始終臣服於米飯之下，就跟執著要愛壞男人的悲情女主角沒兩樣。不過執著並不是愛，米飯也不是我們生存的必要條件。在世界上很難找到一天三餐都在飯桌上放著同樣米飯的飲食習慣，無論是歐洲、或是同屬米食文化圈的中國或日本，都看不見這樣的景象。

最能明確比較出各國飲食習慣的，就是軍隊裡的戰鬥口糧。儘管熱量也很重要，但只要跟飲食習慣與愛好不符，不管是多棒的營養菜單，現實中都只是被報廢的戰鬥口糧而已。最好的例子就是當年美軍在支援韓國軍隊參加越戰時，曾經提供高熱量的MCI口糧，但這種食物卻不符合韓國士兵的口味，所以經常被丟棄，導致軍人們沒辦法好好吃東西，而不滿高漲、士氣低落。最後，韓國不得不投資金錢和時間研究開發，從一九六七年起供應含有米飯和泡菜的戰鬥口糧——這可說是基於韓國人

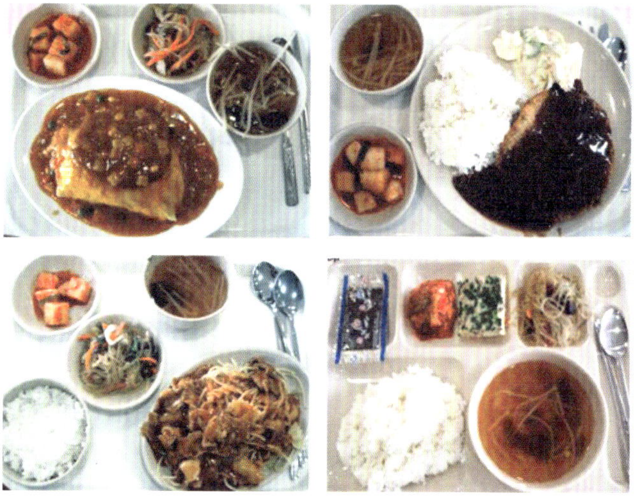

一般的韓式午餐

對米飯的執著之愛所製造出來的食品。後來在韓國國防科學研究所主導下，又誕生了許多種類的新戰鬥口糧，基本上都包含了米飯在內。如果試著搜尋「世界戰鬥口糧」，仔細觀察就會發現，唯獨韓國軍隊的口糧中三餐都有飯。

我並不是要分出各國飲食文化的優劣，我自己也喜歡韓式料理，而且若是從狹義而論，營養學上最優秀的食譜就是傳統的韓式料理。問題是我們平常接觸的飲食，都是為了馬上充飢，而與營養無關。

不論是哪個國家的飲食習慣，從營養學的觀點來看，多少都有些不均衡。在沒有什麼不能吃的現代社會，不會有餓肚子的問題，所以比起單純餵飽自己的料理，我們更需要確保營養均衡的飲食。可是韓國料理中並沒有足以取代米飯的其他食物，要調整這樣的不均衡已遇瓶頸。人們為了工作或念書，已經忙碌到連運動的時間都擠不出來，要吃糙米飯還是吃全麥麵包，都只不過是紙上談兵而已。不過，最好還是減少米飯的攝取量，多吃點其他的菜。或許有人會問：少吃點飯不會肚子餓嗎？放心，我們已經為這樣的人準備好了。

飯吃過頭了，也會轉變成脂肪

韓國人對米飯的愛意，有著悠久的歷史與傳統。舉例來說，根據《朝鮮王朝實錄》的記載，在正祖七年（一七八三年）時，政府每天會給乞討的七歲孩子7合的米，而這時還是飢荒之年。（在韓國古代的計算單位中，1合=180毫升，而180毫升相當於140克。）

若一次煮7合（1260毫升）的米，就已經超過10個一般韓國餐廳使用的不鏽鋼飯碗（約100克）所盛裝的飯量了。假使如文獻所言，當時一個七歲的孩子若不想餓死，至少必須給他10碗飯。實際上我曾試著煮了1260毫升的飯，這樣的量可以裝滿6個兩人份的冷凍保鮮盒。

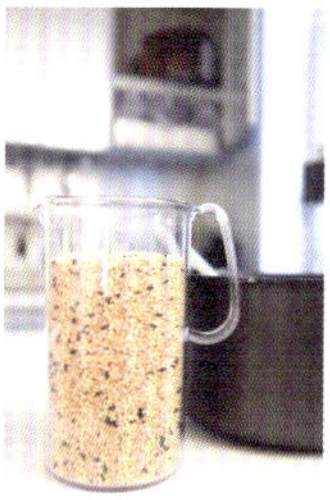
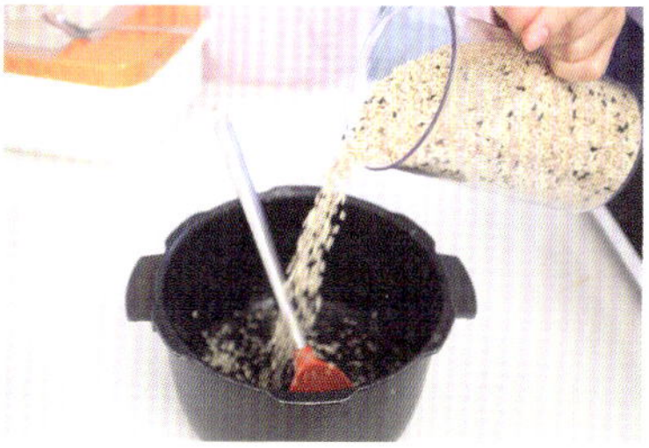
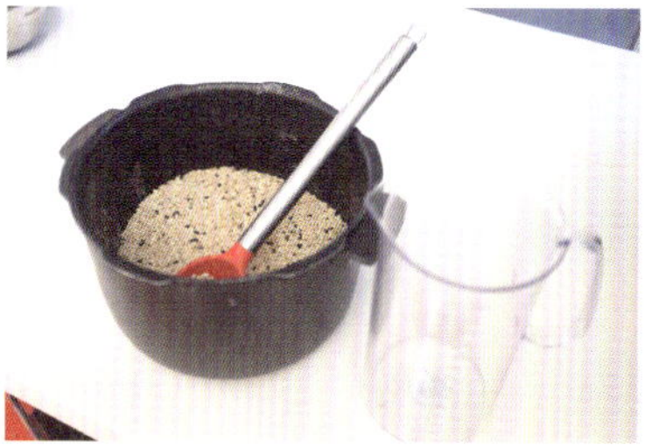
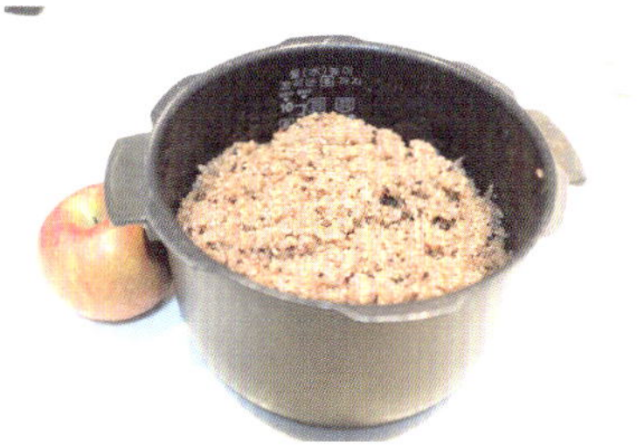
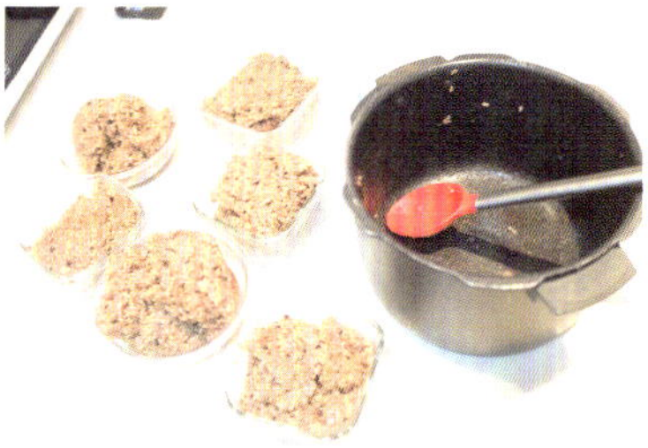

1260毫升的飯量

聽到一個七歲的孩子必須吃10碗飯時，你想到什麼沒有？在首爾火車站前的免費供食餐車旁，正等待吃飯的成人遊民也沒吃那麼多。不對，是因為人太多而無法吃太多。當然，今非昔比，現在從麻浦到往十里只要搭20分鐘的地鐵，以前卻是要步行，活動量非常大，如果連這一點都考慮進來，人們的確是需要可觀的米飯攝取量，所以文獻裡的記載並非無稽之談。

照現在的標準來看，當時人們的米飯攝取量確實非常大，之後才不斷地減少，而逐漸演變成現今的狀態。

讓我們來跟其他國家比較一下。我有一段時間很瘋義大利料理，曾經待過佛羅倫斯的廚藝學校，那時候我一直做到煩的食物就是義大利麵。

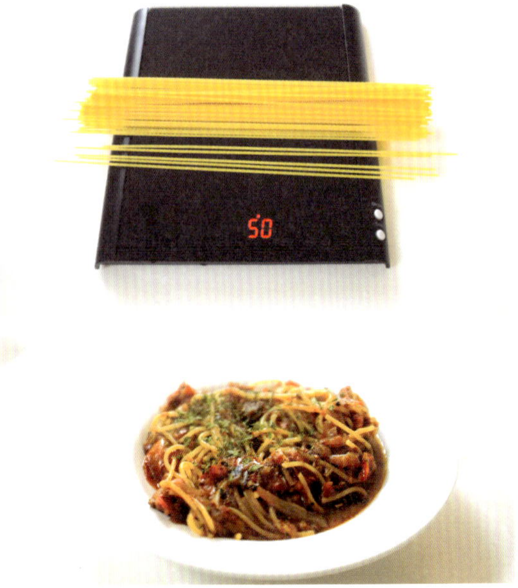

當時我印象最深的課程，就是學做餐廳的一人份義大利麵，麵條不到50克。就像在韓國讀國、高中時上家政課會學量米一樣，我在廚藝學校最先學到的就是量一人份的義大利麵。聽說很久以前餐廳的標準是70公克，近來因為人們吃得少，才減成50公克。

在一般的韓國餐廳，一個不鏽鋼碗盛裝的飯量是90公克，換言之，我們不假思索就吃下的一碗飯，份量相當於是兩人份的義大利麵，更別說在家裡使用的飯碗要是比餐廳還大，會有什麼樣的結果。

如果去除小麥裡的麩質等成分，從營養層面來看，小麥和稻米幾乎沒有差別，吃下同樣的重量就等於攝取同樣的熱量。可是人們並不會想到自己等於吃了兩盤義大利麵，所以嗑掉兩碗飯後不會覺得有太多負擔，甚至還有人常去無限供應白飯的餐廳，而且認為是餐廳裡的老奶奶很有人情味，才添了很多飯給自己。這樣滿足地吃了一碗飯、兩碗飯之後，便造就了你現在的小腹。

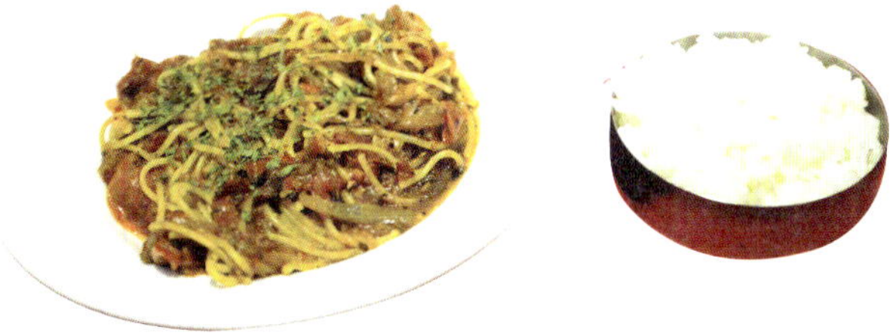

50克麵條做成的義大利麵 VS. 一般韓國餐廳供應的一碗飯

若再深入探討，就要談到專家建議的碳水化合物每日攝取量。在米或小麥含有的營養素之中，除了每100克含有70~80克的碳水化合物，還包括蛋白質或脂肪等許多微量的營養素。如果一天吃餐廳飯碗盛裝的3碗飯，也就是吃下270克的米，那麼光是碳水化合物就幾乎攝取了200克。問題是成年人每天建議的碳水化合物攝取量只有150克[2]，吃過頭的碳水化合物最後就會轉變成脂肪。

結果，根本的癥結並不是熱量問題，而是心理因素。韓國人分不清楚「去吃飯吧」與「去吃東西吧」的差別，認為都是吃「米飯」的意思。現在，我們該和「吸引舌頭伸出來的白皙又炙熱的」米飯道別了。反正已經吃了那麼多，也沒必要再尋找其他的替代品，只需要集中反抗以米飯為主角的料理就行了。

2 Stuart Ira Fox, "Human Physiology" 10/e, 91.

吃得太鹹，是另一顆健康炸彈

前面曾經提到，韓國料理就營養學而言十分優質，接下來則要談談它的負面影響。如果只要補充動物性蛋白質就行，韓國料理含有的營養素確實毫不遜色，但是「韓國人的家常便飯」真的符合我們所說的「韓國料理」嗎？

除了米飯和湯之外，韓國人在家裡吃的飯菜，的確和我們所指的傳統韓國料理並不相同。平常在餐桌上都會有醃漬的泡菜和鮮蝦，還有稍鹹的醃黑豆與紅燒鯖魚，此外還會放著小魚乾以及其他醃漬小菜。我們就隨意挑個幾樣來計算鈉含量吧！

一人份的大醬湯是690毫克、紅燒鯖魚190毫克、泡菜90毫克、醃菜250毫克、醃魷魚350毫克（參考「韓國農村振興廳」官網）。如果將這日常一餐菜色的鈉含量加總起來，大約是1600毫克，而世界衛生組織WHO建議的每日鈉攝取量是2000毫克，韓國人只要一餐就幾乎可以攝取完一天的建議量；要是這樣吃上兩餐，則早已超過標準攝取量的一．五倍。韓國人過度攝取鈉的現象引發了許多相關研究，而鈉對於心血管疾病或胃癌的負面影響，也就無須再多做說明了。

當然，擁護韓國料理的人們會主張，在鈉排出的過程中可以和鉀做等值交換，所以只要照著比例攝取富含鉀的蔬菜，就可以解決問題，只可惜這是錯誤的論點。按照比例來吃蔬菜是件更繁瑣的事，再加上為了平衡鈉的比例而多吃鉀，也有可能因攝取過量而造成高鉀血症。所以問題並非出在比例，而是必須注意總攝取量。

暫且不提之前談了很多關於飯量的事，我想也沒有人會喜歡非常鹹的家常菜，但如果你在家吃得清淡，在外面隨便吃的一餐又是如何呢？根據二〇一一年的數據，韓國人的平均鈉攝取量是4791毫克，超過建議攝取量的二．五倍（參考二〇一二年WHO報告），但常見的飲食問題還不只是如此而已。

「小白」的逆襲——精製食品造成了血糖危機

平常一生氣就避不見面的戀人要是哪天突然對你很好，你恐怕會先嚇破膽；同樣地，對我們的身體來說，突然湧入高濃度的營養成分也會無法負荷。而與瞬息萬變的愛情一樣，會讓身體感到混亂的就是——「白色粉末」。

我們在日常生活中可以輕易取得的麵粉、鹽、砂糖等粉末，全都是白皙的顏色。雖然我有時會想起以前這些東西曾被添加漂白劑的事，但在研磨和精煉技術發達之後，就未曾出現這種不知廉恥的勾當了。麵粉歷經了搗碎和研磨小麥的過程，類胡蘿蔔素在氧化後會自然變白；砂糖則是在反覆提煉出黑砂糖與黃砂糖後，就會變成白砂糖。即使沒有漂白劑也會變白的這些粉末，都有一個共同點，就是人體可以快速吸收。

長久以來，飢餓的人類一直有著想攝取更多熱量的野心，往後隨著技術的發展也實現了這個願望。就拿麵粉來說，栽種在農田裡的小麥經過精煉後，會將難以消化的纖維質等雜亂成分排除，並留下能量。在糧食不足時期，熱量是生存的標準，所以若要吃同樣分量的食物，與其吃全麥食品，不如吃麵粉製成的麵包，更方便又有益身體。但是在人類壽命延長、吃得營養的現代，過去不曾出現的問題也開始浮現，我們的身體因為無法快速消化、吸收這些物質，而發出故障的警訊。

從前，人類長期吃下未經精煉的水果和穀物，消化器官已進化成盡可能快速吸收纖維質中的更多營養；到了近代，人們突然轉吃精煉過的食品，但消化器官卻沒有空閒去重新適應，它們還是做著平常做的事，盡快將營養輸送到血液裡，而使血液起了劇烈變化。總是維持調校平衡的身體，突然碰上營養素如洪水般猛衝進來，因此拉起了警報。請試著想像躺在很窄的房間裡，天花板突然掉下了一大堆五十元硬幣，比起忙著撿錢，當然是先馬上離開那個房間；我們的身體也是一樣，所以會瘋狂地分泌調節血糖的機動部隊——胰島素。

問題是當這樣的緊急狀況頻繁發生時，就如同牧羊少年第一次喊「狼來了」，人們會拿著武器衝出來準備搭救，但被騙幾次之後就會置若罔聞，身體的各個器官也會在高胰島素信號不斷發出之後，漸漸對高血糖狀態變得無感。顯然是緊急的狀況，身體卻不採取危機處理措施，這就是所謂的第2型糖尿病。於是，曾被認為帶給人類富裕的白色粉末，實際上卻反而帶來了疾病。

我們再來深入探討一下胰島素。雖然大家都認為挑食不好，但是我們體內都有一個極端挑食的器官就是大腦。大腦是人體最重要的器官，在非緊急狀況下只攝取葡萄糖這種營養素，所以人類會本能地尋找碳水化合物。大腦喜歡糖分雖是件不錯的事，但血液中的糖分如果過多，血黏度也會攀升，就像用手去碰砂糖時會覺得黏黏的一樣。無法只照顧大腦的身體，必須在適當地調整平衡後，才能和其他器官好好相處，這時胰島素便會分泌出來，以適度地降低血糖。

牽手對於戀愛初期的情侶來說，會有心跳不已的青澀感覺，但是對交往許久的戀人而言，已經變得稀鬆平常，即使想再回味當初的心動而要求牽手，可能還會聽到對方不耐煩地說：「幹嘛啊！」我們的身體也會發生類似的狀況。當胰島素在降低血糖時，身體會盡可能地協助維持平衡，但要是器官一再反覆地被胰島素刺激，只會覺得這是煩人的干擾。收到胰島素的警告信號時，肌肉和脂肪細胞會為了接受糖分而進行許多運作，但如果胰島素越來越多，身體就會逐漸無感。接下來我們就再用情侶關係來做比喻說明吧！

有兩對情侶，單純的A組在雙方欲擒故縱了半年之後，牽到了手並開始談戀愛，牽手後半年有了第一次接吻，直到兩年後結婚之前，一次都沒睡過，他們到現在還是光親親就會心動不已。相反地，B組才交往第一天就上床，剛開始也跟其他人一樣，光是待在一起就很開心，但是每天都一起睡，半年過去後就連上床都覺得厭煩。胰島素和肌肉（或脂肪）的關係其實就像情侶，如果胰島素分泌少，肌肉會經常對胰島素處於敏感狀態；相反地，胰島素要是大量分泌，肌肉就會對這項刺激變得無感。

從前人類平均壽命比較短時，胰島素並不是大問題，因為就像在厭煩之前已先分手的情侶，肌肉和脂肪細胞中的胰島素抗體會在壯大前就先死去。現在則因為平均壽命延長和飲食生活豐富，未曾出現的各種疾病也一一冒出頭來，韓國人在基因上容易罹患的第1.5型糖尿病，就是經歷這樣的演化而出現的結果。當然，現今的醫學為了預防與治癒此類疾病已開發出各種手段，尤其是稱為GI（glycemic index）的「升糖指數」概念，更被視為是延長壽命、促進健康的良方之一。

GI升糖指數是指在吃東西時，血糖有多快上升的指標。食物的GI值越高，血糖就上升得越快，胰島素此時會大量分泌，以快速降低血糖。但血糖若急踩剎車，就會暫時驟降到正常數值以下，這也是糖尿病患者會出現低血糖性休克和餐後暈眩症的原因。

所以就理論上來說，攝取低GI值的食物，可以輕鬆預防與血糖相關的身體異常現象或症狀，而糖尿病患者的菜單，大致上也確實比一般人的飲食有著更低的GI值。在壽命延長的現代，傳授健康的生活也成了一種專業，而配合著這樣的思想傳遞，於是出現了可替代糖類與精煉穀類的飲食市場。要是這樣就能征服所有的疾病，那該有多好，然而替代品也有替代品的問題。

飲食替代品，
也可能吃出更多問題

儘管咖啡專賣店裡看不見砂糖，但取而代之的卻是高果糖糖漿。之前，高果糖糖漿曾經取代砂糖的地位，被稱為能帶來甜味的最佳替代品，因為它的GI值不到19，無論對糖尿病患者或健康之人來說，都是很好的選擇。然而，也正因為人們對果糖的信任，所以當高果糖糖漿比砂糖更容易累積脂肪的負面事實被揭發之後，這份信任也就徹底瓦解。

攝取糖類時，脂肪新生的比例[3]

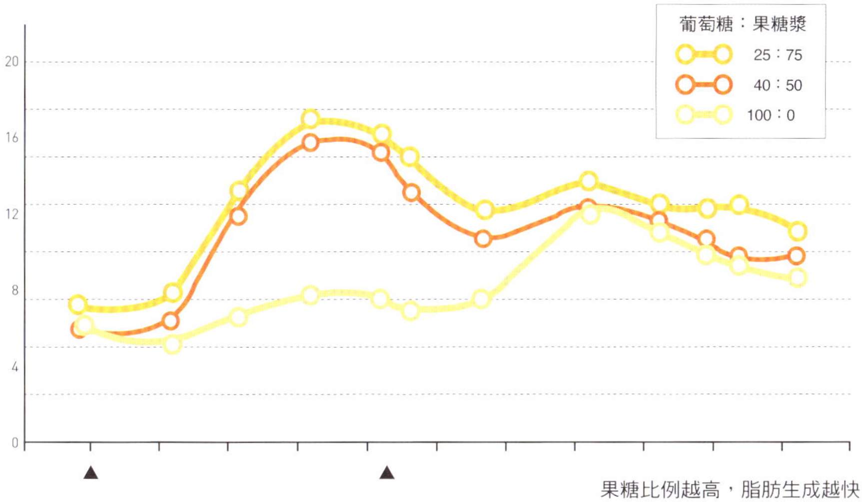

果糖比例越高，脂肪生成越快

3 Parks EJ et al., "Dietary sugars stimulate fatty acid synthesis in adults", Journal of Nutrition 138 (June 2008): 1039-1046.

也有人會問：那不吃高果糖糖漿不就行了？這恐怕有點窒礙難行。除了有人會不假思索地就把糖漿倒進咖啡裡，從有益身體的優酪乳到機能性飲料，幾乎也都添加了糖漿在內。如果你想避免產生胰島素抗體，反而會面臨肥胖問題，這都是在照顧健康的美名下尋找替代品時反遭矇騙的結果。

替代品之中的代表——維他命也是一樣。人們對於維生素缺乏症的恐懼，以及認為光是吃飯無法完整攝取一天所需營養素的偏見，導致了綜合維他命的濫服濫用，事實上這都是無用之舉。我們早已透過食物攝取了充足的維生素，《美國內科醫學年鑑》（*Annals of Internal Medicine*）等優秀醫學期刊上的研究結果也顯示，綜合維他命對心血管疾病的預防及治療[4]、或失智症的改善[5]，並沒有什麼效果。為了更方便照顧身體而以維他命取代蔬菜和水果，卻不去在意平常吃飯時攝取了多少維生素，這樣只會花錯錢。許多人不經思考就認為維生素都是有益無害，進而熱衷服用綜合維他命等保健食品，但過度服用要比不足缺乏更可怕。

例如，過度服用維生素A不只會提高吸菸者罹患肺癌和孕婦生下畸形兒的機率，體重過重者更可能引發心血管疾病。儘管有研究主張維生素B可以預防阿茲海默症，但過度攝取卻會引發末梢神經發炎，導致手腳失去知覺、或是產生運動功能障礙[6]。就連人們最喜歡的維生素C，其治療或預防疾病的效力也尚未獲得證實，甚至有研究還顯示過度服用時，除了會提高罹患尿道結石的風險，還會延緩抗癌的治療效果。而市面上販售的那些含有葡萄糖胺或蛋白質的保健食品，多半都會害我們失去的比得到的更多。

營養失調或極端絕食的人，為了維持最低程度的新陳代謝，當然必須服用保健食品做為補充，但在一般人的食物中，其實早已供給了包含維生素在內的各種營養素。糖水對非洲難民來說，或許是救生圈，但對你而言，卻是只會增加肚子肥肉的特級脂肪。若不是患有疾病、或是營養狀況非常糟糕，都沒有必要吃維他命或葡萄糖胺。真有那個閒錢和心思，先認真地花費在吃飯上會更好。

4 Gervasio A. Lamas et al., "Oral High-Dose Multivitamins and Minerals After Myocardial Infarction: A Randomized Trial", Annals of Internal Medicine 159 (December 2013): 797-805.

5 Francine Grodstoin et al., "Long-Term Multivitamin Supplementation and Cognitive Function in Men: A Randomized Trial", Annals of Internal Medicine 159 (December 2013): 806-814.

6 Gwenaëlle Douaud et al., "Preventing Alzheimer's disease-related gray matter atrophy by B-vitamin treatment", Proceedings of the National Academy of Sciences 110 (March 2013) : 9523-9528.

堅果類有益身體，所以多吃無妨？

近來在健康市場或複合式運動領域，比起加工食品，大眾更關注天然食材，於是原本不起眼的堅果類也成了飲食潮流。有人說堅果類都是脂肪（fat）所以很糟，其實它含有更多的不飽和脂肪，不僅對身體有益、又能幫助大腦活動，是可以預防各種成人病的最佳食品，這樣的說法似乎已成定論，而廣為人們接受。不管從美味或健康的角度來看，堅果確實都是一種好零食，但這樣就是全部了嗎？

我們一般會把脂肪分成對身體不利的飽和脂肪、以及對身體有益的不飽和脂肪，實際上脂質（lipids）並無法這樣單純地被畫分，因為它的種類與功能實在族繁不及備載。細胞膜是由脂質所構成，對皮膚好的維他命E、或是對頭腦好的DHA也都是脂質。當然，在脂質的世界裡還有更知名的東西，那就是不飽和脂肪，它可以降低影響心血管的壞膽固醇，被譽為是最厲害的脂肪。而堅果類就含有豐富的不飽和脂肪，如果計算其中含量，絕對稱得上是貴族等級。

不飽和脂肪酸也分等級，有著像理組和文組一樣的分類標準。Omega（ω）就像英文字母的Z，意味著「最後」，因為它是希臘文字母中的最後一個。不飽和脂肪酸是指至少含有一個雙「鍵」的脂肪酸分子，所以Omega-3或Omega-6等脂肪酸在名字之後所呈現的數字，就代表第一個雙鏈是位於第幾個碳原子之間 。而類二十碳酸（eicosanoids）就是Omega-6家中的長孫——二十碳四烯酸所產下的另一種類。

回想我們上學的時候，學校裡總會有一兩個惡形惡狀的學生，老是無緣無故欺負隔壁同學、或是到處闖禍，但就算是這樣，他們也不太會犯下大錯而被學校開除。反而是一些有著正常父母的孩子，會因為成長環境太糟、或者崇拜的學長都是不良學生，更容易近墨者黑變成壞學生。這世界上不管到哪裡，都一定會有這樣的人存在，而我們身體裡的不良分子，就是類二十碳酸。

對細胞組織而言，這群傢伙可不只會在一兩處搗蛋做怪，只要是它們黏上或經過的地方，都會引發痛症或炎症，為了阻擋這些傢伙橫行霸道，吃止痛藥就等於是打電話報警。類二十碳酸並不是突然冒出來的，而是跟小時候很乖巧，上了高中後卻突變成壞學生的孩子一樣，這些傢伙也是在二十碳四烯酸的家中度過了幼年期，之後才成為問題少年。就像有些孩子是被住家附近的流氓帶壞，人體裡的流氓——環氧化酶（COX）和脂氧化酶（LOX），也是在到處遛達時抓住了二十碳四烯酸，再把它帶壞成類二十碳酸。而食材中若含有越多二十碳四烯酸，就會產生更多類二十碳酸。

脂肪酸是一群碳原子兩兩相接成一條長鏈、末端是酸的化合物。當碳原子之間是以單鍵串連時，每個碳原子可接上兩個氫原子，脂肪酸的結構就很穩定；如果以雙鍵串連，雙鍵兩旁的碳原子就只能各自接上一個氫原子，雙鍵越多，脂肪酸的結構就越不穩定。

原本能降低膽固醇以預防心血管疾病的不飽和脂肪酸，如今卻讓我們在不知不覺中吃下了可能引發炎症的物質，這是我們認為堅果類有益身體而過度攝取時所導致的問題。於是，人們注意到了能跟這些不良幫派對抗的頭號先攻部隊——Omega-3。Omega-3可以阻止不良分子COX和LOX接近二十碳四烯酸，盡可能不讓身體引發其他炎症，也因此成了可治萬病的靈藥，瞬間熱銷。

然而，「過猶不及」這句話可不是平白無故出現的。為了降低心血管疾病風險與消除炎症而忽然湧入的Omega-3，也開始在體內看不見的地方引發了奇怪徵兆。一下子送進了太多抓壞人的特攻部隊，當它們把身體裡的所有壞人都收拾之後就無事可做，便開始在人體組織裡挑起是非。

實際上，類二十碳酸引發的炎症是身體的正常反應，雖然發生炎症的組織裡發生了慘不忍睹的事，但是我們可以透過疼痛的感覺，掌握到出狀況的部位，為了讓疼痛不再持續，傷口也會盡快復原。然而，過多的Omega-3卻會阻擋正常出現的炎症，以致連止血功能都無法運作。問題還不只這些，也有研究顯示，過度攝取Omega-3的男性，罹患攝護腺癌的機率高達71%[8]。沒事做的Omega-3突變成了占領軍，隨心所欲地在體內亂竄。就像每天要抽兩包菸且抽了二十幾年的老菸槍，他們死於肺癌的機率是非吸菸者的60~70%一樣，你曾認為有益身體的Omega-3，如果攝取過多，也很可能終結你的性生活。

8 Theodore M. Brasky et al., "Plasma Phospholipid Fatty Acids and Prostate Cancer Risk in the SELECT Trial", Journal of National Cancer Institute 105 (July 2013): 1132-1141

如果適度攝取，Omega-3當然是非常好的營養素，如果我必須在各種保健食品中挑選一樣來吃，比起維生素或蛋白質，我會選擇Omega-3，而且不需要吃精煉過的藥丸，只要拿紫蘇籽油代替芝麻油食用即可。對身體而言，比起「多多益善」的道理，我們更要優先採用「過猶不及」的法則。身體不是由幾個零件在運轉的機器，就連水喝太多都可能造成休克死亡，Omega-3也是一樣。

堅果／種籽每100g的脂肪含量

品種	總脂肪	Omega-3	Omega-6
扁桃仁	37.0g	0mg	12,648mg
花生	31.3g	3mg	15,555mg
腰果	31.7g	62mg	7,782mg
核桃	18.4g	2,006mg	33,071mg
鼠尾草籽	5.4g	17,553mg	5785mg
亞麻仁籽	11.2g	22,812mg	5,911mg

那麼，堅果類都含有豐富的Omeg-3嗎？事實上並非如此。除了核桃以外，其他堅果類的Omega-3含量並不多，反而大都是Omega-6，就連核桃的Omgea-6也要高出Omega-3約四～十五倍，扁桃仁和花生就更不用提了。要記住，世界上沒有可治萬病的藥，請拋棄堅果類絕對有益身體的荒唐想法，在加班狂吃時，請正確了解之後再適當食用。

拋掉拖累你的舊習慣吧！人必須往前走

暫時先談點別的吧！大多數人應該至少都談過一次無聊的戀愛。交往大約一年後，無論哪對情侶都會進入過渡期，我也不例外。在好長一段感情空窗期後，我在韓國又再度戀愛了，然而經過幾次季節轉換，我們不分先後地對彼此厭煩起來，為了小事爭吵、挑剔對方的不是。已經忘了是哪一天，我們從微不足道的細節一直吵到無法控制，而且還是為了我現在根本想不起來的小缺點。當時我們在電話裡吵了一小時，最後終於從嘴裡說出了——「分手吧！」

那陣子，我的臉色差到旁人一看見我，都會問是不是哪裡不舒服？我每天晚上自憐自艾，得聽著陰鬱的音樂才能入眠。某天下班後，微醉的我不自覺地嗚嗚哭泣，忍不住打電話跟他說我愛他。隔天我們很尷尬地約了會。可以想見的是，在那之後問題還是沒有順利解決，因為類似理由或些微異議就爆發的爭執，像是雪球般越滾越大，我們在彼此心中的分量也漸漸變輕。

不過，我們並沒有完全分手。只要閉上眼睛，在一起時的美好記憶歷歷在目，我們比家人還要親，也很憐惜彼此的心。但同時，我們也非常氣惱對方，即使向對方示愛或道了歉而重新和好，各自也都還有心結未解、有需要檢討的問題。我們只要一見面就吵架，回家後我總是暗自哭泣，然後下定決心明天要分手，但隔天一下班，我能去的地方還是只有那個人的家。

這樣反覆許久，他終於先放手了——大概也是他覺得我很煩了。傳了「分手吧」的簡訊之後，他不接電話、不回簡訊，完全斷了聯繫。因為比誰都還要深愛他，所以我痛了好一陣子。不過戀愛就是如此，總要在事過境遷之後才會有所領悟。當時讓我心痛的不是那個人，而是我的迷戀，而離別是能安慰我的最好選擇。

實際上，分手對誰而言都是讓人害怕的事。我們總是相信離別可能在某一瞬間爆發，但一路這樣活過來，我們已經親身體驗到，離別並非是突然發生。為了忘掉曾經愛過的人，必須花上好些日子，這也是不得不經歷的過程。我無法接受以分手來結束這段卑劣又差勁的相處，是因為害怕——害怕生活將有所改變。曾占據我心深處的人，我必須再次習慣他不在的空虛生活，而這茫然的恐懼，正是導致我們逃避離別的原因。然而，若是繼續推延或逃避去適應，你就不知要到何時，才會發現自己深陷泥沼。

明知是大麻而戒掉它，才是正確的行為；如果是錯誤的緣分，也應該一刀斬斷。不只是戀愛，我們生活中的一切都是如此，就像未能好好結束戀愛的人會被腐蝕身心一樣，我們平時的呼吸、吃飯和睡覺……也會被壞習慣所腐蝕。再說一次，明知對身體不好，還想著「就這一次」，而把食物送進嘴裡，是這樣的態度才造就了現在的你。

我們和食物締結關係的方式、那妥協與讓步的瞬間，本質上就跟過去害怕分手的卑劣自己一樣。你忘了新年許下的願望，快到夏天時才絕食個幾天，等夏天結束就開始暴食，然後又到了一月一日，你再次下定決心，「今年一定要活得健康」，卻又如此延緩了一年的健康生活。如果你真想這樣過日子，我也不能阻攔，但我想問，你難道不想再次活得快樂、幸福嗎？

請記住，有著那個人味道的圍巾、或是彷彿還留有餘溫的親筆信，對現在而言都是毫無意義，如果不一次整理掉，放著只會折磨你自己。這些美其名是過去的回憶，但你必須承認，這只是自己想要合理化把它們留在身邊的藉口。請暫時將曾經習慣的事物推到一旁，去尋找你的新習慣，人必須往前走。食物和戀愛一樣，要是不果斷地拋棄熟稔的習慣，往後你也一定會像現在這樣活著。

比起懶惰的你，狠心的你更性感

雖然一天只要運動一次，但是一天要吃幾頓飯呢？我們至少要吃兩頓，才能把營養吃進身體裡。在做食療法諮商時，常令我頭痛的一個問題是，就算規劃了1小時的運動，但其餘的時間就是會員們自己的功課了。有些人即使接受了個別指導、又對食譜內容討價還價，但不想改變的終究還是不會改變。的確，世間萬事萬物的運轉若是都這麼簡單，大家早就都有模特兒的身材、以及體育選手的體力了。

結論就是——這都是自己造成的結果。總有一天要分手，卻還維持著不清不楚的關係；說要減肥，卻吵著就只吃一片披薩……這都只是在自欺欺人而已。如果不愛了，就要斷然分開；決心減肥的話，必須立刻開始。巧克力、炸雞和起士蛋糕，請不要誤認為這些東西可以慰勞自己，想著「不能這樣」卻每個禮拜吃一次，這就跟約分手的情人一起吃飯、看電影沒什麼兩樣。

即使是像垃圾般阻礙你前進的情人、或是分手時有如世界末日降臨般痛徹心肺，以後你也一定會覺得自己做對了選擇。我不是要你無條件挨餓，而是要你確實地放棄應該放下的東西。如果拿今天行事順利、或工作壓力很大當成藉口而東吃西吃，你最後一定會回到從前的那副模樣。愛情、食物、運動，都是習慣問題，習慣如果不改，就算砍掉重練也得不到你想要的結果。一喝醉就跑去找舊情人的我，跟夜裡耐不住食欲而叫炸雞來吃的你，本質上都是一樣的。

你的習慣打造了現在的你，那不是啤酒或麵包的錯，而是你自己的責任。人生不會只談有價值的戀愛、只吃有價值的料理，把要丟的東西丟掉並不會死人，我因為餘情戀舊而總是偷看舊情人的KakaoStory[9]個人動態，你總是藉口有剩飯而在大半夜裡吃拌飯，我們都該結束這樣的生活，到此為止了。比起懶惰的你，狠心的你要更性感。

從現在起，正是培養新習慣的時候。

9 KaKaoStory是類似Line的一種社交通訊應用程式。臉書在韓國並不流行，但是年輕人很喜歡將個人消息上傳到KaKaoStory公開分享。

CHAPTER 6

翻轉飲食，吃到該吃的營養

Eat to Survive〔E2S〕

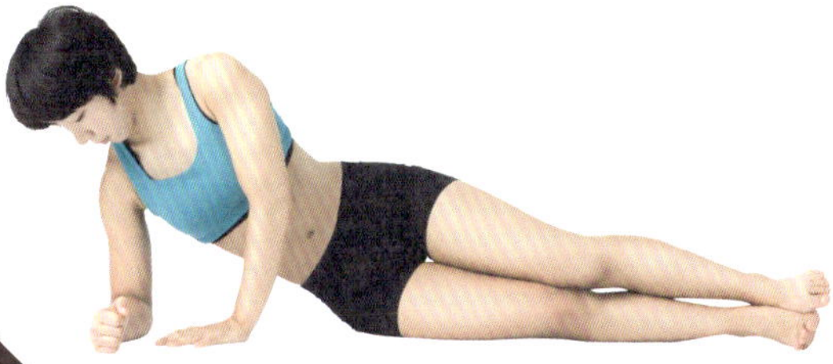

當你早起準備健康便當並為此自豪時，
你的同事卻還在為了提高工作效率而繼續補眠……
即便是再怎麼健康的飲食法，要是無法輕鬆快速地照顧到平常的你，
那還是把它扔進垃圾桶吧！這樣對你的精神比較健康。
我們可以依照實際狀況來選擇最聰明的吃法，
顛倒飯與菜的分量、倒掉湯汁、精準攝取必需的營養素……
就算不吃糙米飯和花椰菜，
你還是可以健康減重、又不折損能量。

不管是糙米飯或花椰菜，都先捨棄吧！

就算不運動也不會死，但不吃東西可是會一命嗚呼的。沒有什麼事比吃更重要了，所以接著我們要來談談各種食療法。不論是標榜減肥的單一飲食法，或是間歇性禁食（IF）、舊石器時代（Paleo）飲食法、區域（Zone）減肥飲食法……已有許多成功的案例證明其效果，但我們還是先離開這些理論吧。這些飲食法以進化論和文化人類學來解析人體，十分具有說服力，更重要的是據此規劃的菜單也比我們平常吃的更健康。那麼，現在還有什麼問題呢？

下面的圖表一看就覺得好煩人，要是有時間，當然都想努力實踐這些食療法，但問題是太麻煩了，有更多時候都不會照著吃。平常要上班、還要聚餐，忙碌的你真有辦法照著這些指南吃東西嗎？

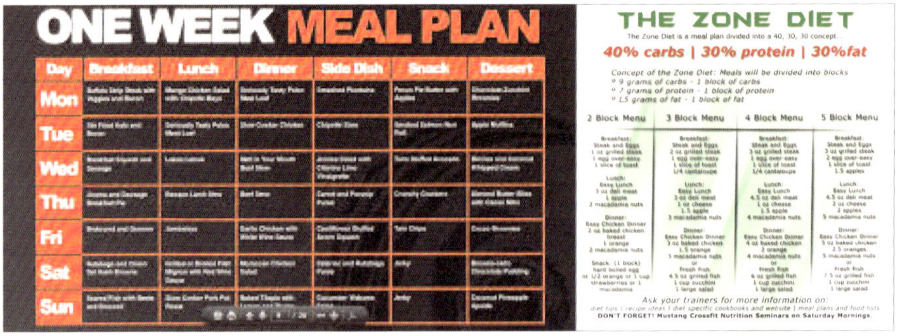

不同食療法的飲食規劃表

韓國有句諺語說：「豬脖子掛著珍珠項鍊。」（意指人無知、不識貨。）這些健康指南一點一點吞噬掉你的日常生活，就算看起來很不錯，但如果幫不上你的忙，也只是打高空的胡說八道。當你比公司同事早起準備健康便當並為此自豪時，你的同事還在為了提高白天的工作效率而繼續補眠——十年前的同期如今成了你的上司，顯然很令人火大。即便是再怎麼健康的飲食法，要是無法輕鬆快速地照顧到平常的你，那還是把它扔進垃圾桶吧！這樣對你的精神會比較健康。

即使每天早上起來煮糙米飯帶便當，也一樣享受不到把白米飯換成糙米飯的實際保健功效，因為在韓國的集體文化中，想要執著於「個人健康」是很辛苦的事。當你坐在沒人的休息室裡大口咀嚼雞胸肉，同事們卻在背後罵你連吃個飯都這麼挑嘴。結果你因為不想被說壞話，只好把便當踢到一旁，和同事一起去吃飯。午餐時間在韓國的職場溝通文化中占有重要分量，在此時想要堅持「個人健康」不過是空虛的理想。如果你不是咬著金湯匙出生，那麼對我們這些平民百姓而言，根本就沒有實踐食療法的奢侈餘裕。

你不會因為不遵守食療法而死掉，即使沒有時間，也還是有方法，只要放棄就行了。不論是糙米飯或花椰菜，都先捨棄吧！就像英國求生專家貝爾．吉羅斯（Bear Grylls）為了攝取蛋白質而吃蟲一樣，我們可以依照實際狀況來選擇最聰明的吃法。

只有運動是不行的，飲食也要一起調整

K曾經和其他人一樣，認為要去健身中心才會運動；他也曾經不想改變習慣，討厭自己做不到的事。在他認同考生不需要肌肉之後，才開始適應符合自身狀況的運動訓練，但這過程可一點都不輕鬆。當然，10分鐘的間歇訓練使他有了能在椅子上坐久一點的體力，卻減不了肥；再怎麼增加運動量，還是贏不了從他嘴巴吃進去的卡路里。在跑步機上以10公里時速跑了一個鐘頭，只要吃一頓飯就變得徒勞無功。

「那把飯量減到半碗。」

在出租雅房附近，有許多為了沒錢又容易餓的考生所開設、可以盡情吃到飽的自助餐廳。一向肚子餓了就到餐廳吃飯的K，要他吃半碗飯簡直就是要他的命。雖然在心裡告訴自己不吃白飯沒關係，但回家之後肚子很快又餓了。他原本打算靠吃菜來填飽肚子，但能拿的種類也太少了，還經常因為分量拿了太多而不小心掉到地上。總之，K曾經以為只要減少飯量就行，於是耍了小聰明。「不吃飯，那改吃肉不就結了？」所以他會在少量的米飯上再放一大堆肉來充飢。

剛開始，K把肉和飯都放在餐盤的同一格，後來則是乾脆把放飯的地方都裝肉，再把飯放在裝配菜的小格子裡。不管是滿滿的飯或是少量的飯，總是在和肉類料理混合後，變得太鹹而難以下嚥。湯品則是在K開始運動之後就不吃了，現在他改吃沙拉。原本拿太多肉可能會被餐廳老闆盯上，但想想自己是付錢吃的，又有什麼關係？反正世人對旁人都是漠不關心。

結果和A預料的一樣，比起做10分鐘運動，改變飲食習慣的K有了更顯著的變化。儘管初期會有消化不良的感覺，但是多吃點蔬菜就漸漸沒事了，他變瘦了、身體也輕盈起來。把飯、菜分量倒過來的吃法，也許會被一般人視為異端，但就營養層面而言卻是超讚的菜單。即使餐廳每天端出不一樣的菜色，只要應用得當就不難實行。把飯與菜的分量顛倒過來，很多事情也跟著有所改變。

剛開始，K只是想開A的玩笑而傳照片給她看，K原本預期A的回應會是：「不要玩食物。」沒想到她卻給了意外的答案。

「這樣不錯喔。」

改變一下，
把飯和菜的分量顛倒過來

在韓國常用的餐盤上，最大的兩格一般都是放飯和湯，但我們就一定要這樣放嗎？這兩種東西的分量占掉了餐盤的一半，也反映出飯和湯一定都要擺在眼前的韓國飲食文化。

之前也曾提到，吃白米飯會攝取很多碳水化合物，一般韓國餐廳的半碗飯就含有將近50克的碳水化合物，如果配著小菜一起吃，即可達到每天150克的建議攝取量。硬是要在餐盤的最大格裝滿飯，姑且撇開熱量不提，對身體也是很大的負擔。

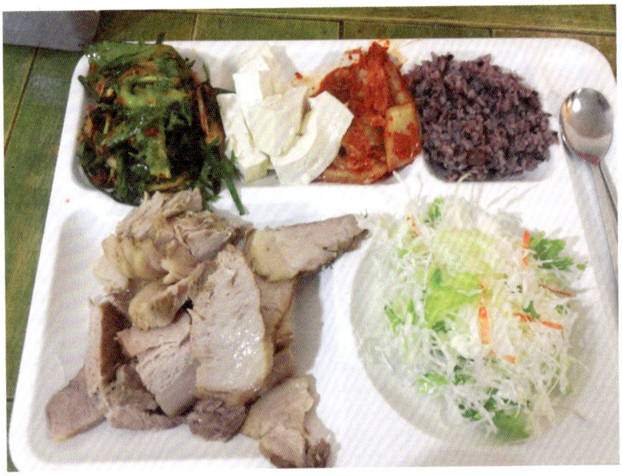

K將飯、菜量顛倒過來裝盛的餐盤

沒有人規定餐盤一定要怎麼裝，為了健康生活，就必須打破對於餐盤先入為主的觀念。比起飯含有的碳水化合物，還有更多重要的營養素需要攝取，像是肉類的優良蛋白質、蔬菜中滿滿的維生素寶庫。就算只把飯放在原本裝小菜的格子裡，碳化水合物的攝取量也已經足夠了。

剛開始的第一週，可能會因為吃飯的習慣改變而感到痛苦，但是身體會比我們想像中還要更快適應。在減少碳水化合物攝取的同時，胰島素的分泌量也會變少，因此可以預防餐後的暈眩。

特別是韓國人在傳統上都會把肉類料理單獨用小碗裝盛，以展現其貴重性，把肉放在餐盤的大格子也有其道理。此外，韓國的肉類料理大多不是以牛排或燒烤的方式料理，而是會加進很多蔬菜與調味料一起炒，也正好解決現代人維生素和蛋白質攝取不足的問題。

再多做一件事——記得倒掉湯汁！

韓國人吃得很鹹，新聞曾數度報導韓國人鈉含量攝取過多的問題，在WHO的鈉攝取量報告書中，韓國人也總是榜上有名。鈉可以調節神經，是讓心臟跳動的必需品，卻也同時是造成高血壓和胃癌的主嫌。

基於韓國人對飯的執著，自然也衍生出對湯品的渴望。白米飯沒有加任何調味料，若是單獨吃，總會因為無味又平淡而難以下嚥，這時如果有湯就好辦了，這也是韓國料理在東亞文化圈中特別重視湯品的原因。韓國人從小就在這樣的飲食文化中成長，多半都能煮上幾道湯。

當然，我也不是要你馬上開始吃低鈉料理，而是適度地攝取鈉。

在餐廳吃飯時，你沒辦法跟老闆說「我只要湯料不要湯」，所以要將湯品當成其他用途，像是拿來洗小菜。小菜和湯一樣，為了和清淡的米飯搭配，口味大多是重鹹，既然我們都把飯、菜量顛倒過來了，那就再多做一件事——將小菜放在湯裡洗一下，以降低鈉含量。要是有人說你被虐待，就請回答：「我最近腎臟不好，所以醫生叫我這麼吃。」這樣旁人就不會再多管了。

實際上，比起員工餐廳，大部分的人要更常去公司附近的餐廳吃飯，而接下來要介紹的外食吃法，跟在員工餐廳時沒什麼兩樣。餐盤既然沒有固定的裝法，在外面的餐廳也沒有必要把食物全吃完。這時菜單的選

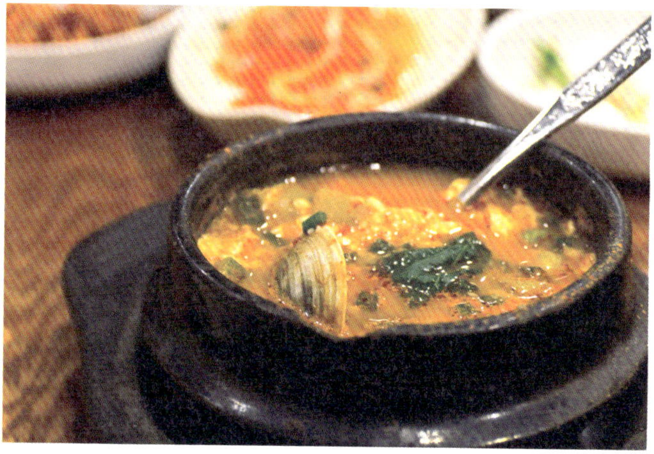

擇權是在你手上，所以請特別留意，不論到哪裡吃飯，米腸湯飯或泡菜鍋之類的湯類料理，都要擺在第二順位。如果你有把握棄湯於不顧而只吃湯料，那就沒關係；若是你很容易被湯吸引，那乾脆一開始就選擇沒有湯或少湯的料理，才不會吃了又後悔，也可以趁這個機會改變一下飲食習慣。

無論你選擇什麼菜色，請另外拜託服務生把飯和菜分開來裝，而且飯量只吃一半。不要直接拜託別人分你半碗飯，自己親手分一半可以加強你的決心。這樣減吃半碗飯，效果就跟把飯、菜量顛倒過來一樣。

別被自欺欺人的減肥話術矇蔽了

現今這世上，不管內容為何，只要標榜「減肥」的產品總是能如虎添翼般大賣一番，網路上也充斥著各式各樣的錯誤情報。例如，吃一般的土司要比吃奶油麵包還不會發胖，或是只要加入GI值幾近於0的鮮奶油，就可以在減肥期間吃，其實這都只說對了一半。

所謂的「低胰島素減肥法」，是指採行低GI值的低碳水化合物飲食，因為降低了胰島素的振幅，對糖尿病患者而言幾乎是必要的菜單。但你並不是糖尿病患者，所以這樣的主張也只不過是在矇騙你而已。

GI值原本就是和碳水化合物連結在一起的概念，因此碳水化合物含量低的肥肉或鮮奶油，GI值自然快趨近於0，但是我們的身體無法只用GI值來說明。比起相同重量的碳水化合物，脂肪有著超出兩倍多的熱量，直到近代還曾經歷大飢荒的人類身體，目前仍無法放棄類似這樣的高品質營養來源。而且，脂肪也無須像碳水化合物要歷經複雜的轉化過程，就可以存放在肚肉裡。我們的身體為了吸收脂肪，花了很多心思，不只不使用胰島素，如果它們沒有地方可去，也會被存放在肚肉裡、或是累積在血管中。

當然，也有怎麼吃都不會胖的人，所以有人說以卡路里為主的減肥方式沒用，也不是全無道理。但是，我們若為了避開卡路里而硬要運用GI值，那跟因為阿拉伯世界是一夫多妻制，所以我們也要比照辦理的主張有什麼差別？還有最重要的一點是，把GI值與肥肉、胰島素與鮮奶油綁在一起的半吊子減肥宣言，都是在欺騙正與自己抗戰中的減肥者。人都很容易厭倦與自己的戰鬥，累的話就更容易上當，被毫無根據的花言巧語所欺騙，因此如果減肥失敗了，那不是別人害你，而是不去求證就全盤相信的你自己要負起責任。

CHAPTER 7

沒空的時候，也有變通的吃法

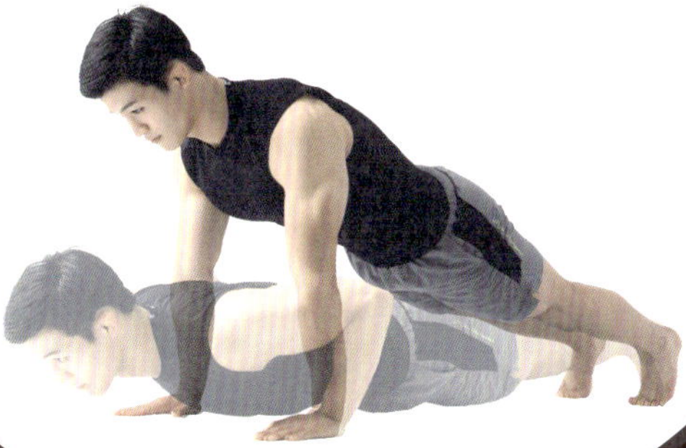

忙碌又勞累時，為了先維持可以撐下去的生存體力，
與其花費時間備料做菜、打電話叫炸雞或是煮泡麵，
不如把能更快吃進嘴裡的天然食材放在身邊；
比起喊著肚子餓而在外頭吃了一個披薩，
乾脆網購一整箱的水果在家吃更好……
只要確實地避開不好的食物，
照著比例挑選有益身體的食物、並適當地食用，
就能輕鬆壓制早上的厭煩和大半夜的嘴饞，而且變得更健康。

肚子餓了，
就將就著隨便吃嗎？

幸好A因留學失敗而沉溺於酒精的時期很短，她透過運動而鍛鍊出的俐落身材，任誰看了都覺得很不錯。但已經傷過一次的內臟，狀態的確不如從前，她的教練同事們照三餐吃的蛋白質奶昔，就經常害她放屁；和健身中心簽約包餐的廉價餐廳的調味料，也使她反胃。沒辦法，她只好試著去咀嚼有如乾巴巴橡皮筋的雞胸肉，噁心到連當教練的快樂感都想捨棄了。最煩人的是隨時隨地會肚子餓，即使準時吃飯，她也總是在做完高強度運動後，就會像四天沒吃東西的乞丐般飢腸轆轆。

自從出現了一次付清數百萬韓幣個人課程費用的積極熟客，她的得失心也越來越重。那時正是她享受購物的時光，但肚子餓時只能吃難吃的調味料或雞胸肉，卻讓A很絕望。當她做完高強度的運動和結束一整天的授課，拖著疲累的身體回到家時，一想到要去超市就覺得恐怖。要去買東西才有得吃，可是超市太遠了，即使量販店就在家門前，彷彿也比巴黎第十六區還要遠。常常覺得餓的A，無意間被網路上的南瓜、地瓜廣告吸引，當她回過神來，已經拿出信用卡付了錢，也從此發現了新世界。

剛開始她只買了米和礦泉水，雖然對送貨員感到很抱歉，但把20公斤重的米直接送到家門口，真是太方便了。她先是買米，接著是馬鈴薯、洋蔥，到最後又訂了水果。直到有一次，她買了10公斤的水蜜桃，送來卻發現全是壞的，因為實在太生氣，她於是拍照上傳到網路上發洩。在那之後，她有一陣子都沒碰網購，但終究還是改變不了習慣又買了肉。這次她選擇了提供原產地和加工過程照片的商品，於是不知不覺地，A成為了許多購物網站的VVIP，享有優惠待遇。

到處逛購物網站買東西，對A來說是很開心的事。瘋狂網購時，她還曾經買到連大樓的個人包裹箱都塞不下，而要寄放到警衛室。當韓國因網購的負面影響吵翻天時，她還是滑鼠一點就輕鬆買了芝麻油和紫蘇籽油，結果打開一看發現竟然是中國製時，她也挺身加入聲討的行列。看見芝麻農戶的兒子粗糙的農作過程及其父母的照片被放大在報紙上，她感到很滿足。

總之，A吃了很多網購食物，後來她嫌取出來很麻煩，乾脆直接把箱子放在餐桌上，三不五時就把水果拿出來吃。偶爾也有些蘋果會放到壞了而只好丟掉，但剩下來可以吃的蘋果還是比較多。最後她領悟到，與其喊著肚子餓而叫了一份外送比薩，結果放到壞了而丟掉，倒不如買一整箱的水果吃更好。總之，她因為煩惱沒東西吃而開始了網購，後來這卻成為支撐她辛苦教練生活的唯一救生圈。

叫一份披薩？還是訂一箱蘋果？

在以減肥為目標的個人課程中，同時要進行嚴格的飲食管理，不過也會有一種「作弊日」的設定，就是每週至少讓減肥者吃一次想吃的東西。就如同這個名稱，我們為了欺騙身體，在平日維持高蛋白、低卡路里飲食時，偶爾也要放風一次，但會員們總誤以為這天是大吃大喝的日子。不論平常再怎麼努力調節飲食、做運動，一過完週末，他們總是一臉無力地坦承自己吃過的食物和無法自我控制的狀況，就像來求賜死的小羊一樣。每當那時，我都會這樣回答。

「唉，你乾脆就繼續那樣活著吧！」

我們為了減肥而進行的飲食調節與運動，與自身平時的長久習慣無關，只發生在短期之內。大多數的人一開始花大錢接受訓練，但結束後又回到原本的生活方式，身材自然也會恢復從前的模樣，這就是減肥失敗的典型模式。重蹈覆轍地生活著，然後再次花錢註冊個人課程，面對這樣的學員，羞愧感總是讓我們當教練的抬不起頭來。即使效果並不明顯，也必須設法以他們比較能夠接受的方式，引導他們重新審視自己的日常習慣。

「炸雞一隻多少錢？比上我的課程便宜對吧？比起吃了炸雞再拚命後悔，接下來要付來減肥的錢更貴，您知道嗎？」

嘮叨一變長，效果也跟著變好，只是不曉得大家是怎麼頓悟的，願意把這些苦口婆心的規勸聽進去？會員們那時馬上就照著A的指示——「上網訂一箱蘋果，每天早上吃一顆。」

「披薩一個要三萬韓幣（約新台幣820元）左右吧？那把這些錢拿去買一箱蘋果吃一個月。」

其實，會員們剛開始時心裡很不情願，只是照章行事。雖然韓國名義上是網路使用率第一名的國家，但現在卻不是要他們上網買衣服，而是訂購要吃下肚的食物，許多人仍然對此有著先入為主的疑慮。這種事對網購女王A來說比呼吸還要自然，但那時她並不知道人們在心理上仍對網路購物築起一道高牆。

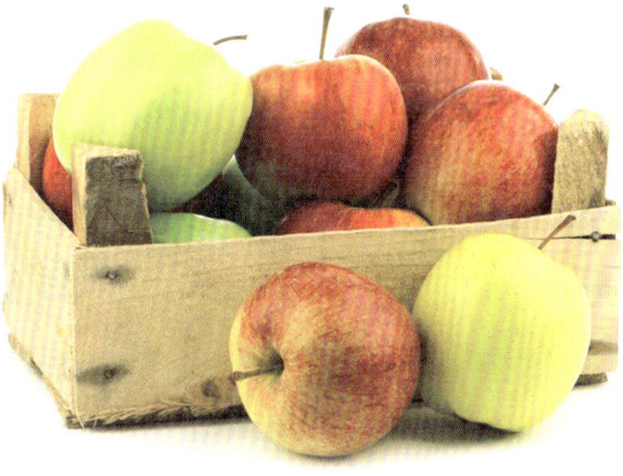

生存飲食三原則——
吃早餐、戒宵夜、高蛋白低鈉

雖然這三句話是聽到耳朵快長繭的老生常談，但還是要先一一加以分析！

睡覺時沒有供應食物給身體，血糖會降低，所以一定要吃早餐——人們覺得有道理而接受了這個論點，但這其實是錯誤的。與一般概念相反的是，早上的血糖反而比睡前更高。因為大腦只使用葡萄糖當燃料，所以正常人的血糖並不會變低，我們的身體可比想像中來得精密。如果稍微睡一下血糖就大大下降，那星期天什麼都不吃只睡覺的人，大概睡到一半就死了。而且，提高血糖的一種荷爾蒙——皮質醇（cortisol），會在起床時間前後分泌，由此更可證明血糖和早餐沒什麼關連。我們必須吃早餐的理由，其實是因為在肚子餓的狀態下無法好好做事，而與血糖無關。如果我們沒辦法集中精力，從早上開始的會議和文件處理，就不可能順利完成。

至於第二句話，宵夜的確是直接攻擊健康的炸彈。睡著的時候，我們重視效率的身體會進入省電模式，也會將留下的能量轉變成脂肪。不論日夜，增加脂肪細胞都是胰島素的工作，加上睡著時整體的代謝量降低，因此比起白天，身體在晚上會承受更多的胰島素壓力。於是，頻繁的宵夜帶來了肥胖，接著就是糖尿病，為了消化而分泌的胃酸則會造成

逆流，可能因此罹患食道癌。

大家都說是因為肚子餓才吃宵夜，但若是實際觀察生活作息，會發現這多是個人習慣問題。吃了一兩次早餐後就會繼續吃，宵夜自然也是如此。當然，要是肚子餓了，吃蔬果不會有人說些什麼，但問題就在於，當我們又餓又煩時，就會完全不想去做複雜的料理或清洗食材。於是，近似執著的可怕食欲，最後還是促使我們按下了電話號碼，又叫了昨天吃過的豬腳或炸雞。如果連宵夜也吃高蛋白、低鈉食物，自然就少點負擔，但要是養成了低蛋白、高碳水化合物、高脂肪、高鈉的飲食習慣，結果還是反覆的惡性循環。所以，平時切記要採行高蛋白、低鈉飲食。

解決的方法只有一個——與其花費時間做營養麥片粥、打電話叫炸雞或是煮泡麵，不如把能快點吃到嘴裡的食物放在身邊。

做法很簡單，購物網站就在你身邊，選定商品之後，就固定在同一個網站購物。若是到處比價、分開網站付錢，不只麻煩，還得花上更多時間。現在很多賣家都會在各大購物網站上架貨品，所以比價本身沒有太大意義。當你到處計算價格，掂量省下了幾分錢時，卻也正在浪費大好的機會，你如果利用這些時間再多睡一點，將是更好的投資。

接下來我要介紹的是生存型食物的基本選購項目和包裝分量。先別管季節和新鮮度、也不論營養或價格高低，這些都是你不可不買的食物。

我的鍵盤，比你的超市還近

關於上網購買食物，我曾有過多次失敗的經驗：拆箱後發現深青或灰白的霉菌，於是跟賣家打了幾輪的戰爭，或是有些食材裡出現奇怪的死蟲，而和投機取巧的賣家反覆進行退費協商。事情到了這個地步，真的是要一字一句、鉅細靡遺地攤開來對質、談判，難纏又累人。

接著要介紹的品項，就是根據這些經驗所篩選留下的生存型食物。它們不是最新或最棒的食材，而是從爛中選出比較不爛的，可以把你跟賣家吵架的時間減到最少的獨門建議。我要介紹的不是食物，而是能壓制早上的厭煩和大半夜嘴饞的生存食糧。

為了維持可以撐下去的生存體力，我只提供最簡單的指南，雖然是選了又選之後的東西，但其實都是你所熟悉的食材。覺得聽膩了或是已經試過，也別急著翻頁，要是違背這份指南而改訂其他東西，你可能會發現自己又在煮泡麵。雖然看似相同，其實購買生存型食物自有其目的與方式，這和悠閒的週末下午在超市閒逛是不一樣的。如果有眼光和時間選擇健康、好吃又多樣的食物，那當然很理想，但就像我說過很多次的，累壞了的你還是省下那個時間，多睡點覺吧！

網購水果時，請挑「大」棄「小」

出乎意料地，一般人不怎麼吃水果，因為嫌削皮麻煩，也會增加很多廚餘，吃店家削好的又太貴。超市裡也會販賣整箱的水果，但要扛回家既重又麻煩；因便宜而購買的水果，也多半會很快爛掉而必須丟棄，最後我們只好回到方便又快速的泡麵與炸雞懷裡。

購買項目	水果	蘋果	適合秋、冬、春季購買，夏天買有點貴
		橘子	冬天
		奇異果	四季皆可
		葡萄	四季皆可
		特別事項	買1公斤小蘇打粉，用來清洗水果。這種物質對身體無害，用量不拘，就算嫌煩也請買一袋備用。
	零食	栗子	碳水化合物
		茶葉蛋	蛋白質
		一日堅果	脂肪
	速簡一餐	什錦麥片	取代米飯

- 只要選擇一家線上綜合購物網站（如「Yahoo！奇摩」），固定在此購買。同時經營家庭購物台的購物網站、百貨公司網站或線上量販店等，儘管都有自行營運的網站，但許多都已進駐綜合購物網站。

如果要買整箱，箱子越小，要丟的東西就越多；若是為了省錢而買便宜貨，最後還是有不少會扔掉。所以就算貴一點也沒關係，要買就買大顆一點、可以快點吃完的。早上吃不下飯時，你也可以大口地吃水果、或是拿著一顆喜歡的水果出門，這從多方面來看都是好事。雖然我沒有試著計算過，但一袋蘋果就算再貴，也還是比一杯美式咖啡便宜。

••• **蘋果：**在網路上買3公斤的蘋果，最多也有12顆，每天早上拿1顆吃，2週內就可以吃完。蘋果要比其他水果容易分辨大小，賣家會說明大小尺寸等詳細資訊，可以參考後再購買。

優先順序	第一順位	第二順位
選擇品項	洗過的蘋果：不用再清洗，已經一顆顆都包裝好。	整箱都可以吃，洗淨後妥善保存。
大小尺寸	大而厚實	大小適中、迷你蘋果
銷售單位	3公斤	5公斤

••• **橘子：**在冬天時會出現價格競爭，就算便宜，也一定要避買早熟的橘子，因為整箱的早熟橘子總是有一兩顆會壞掉。如果沒有時時注意，不出四天，整箱橘子就會變成霉菌的巢穴，與其這樣丟掉，不如買袋裝的橘子。我再說一次，考量到之後的處理費用，最好一開始就買雖然貴卻結實的水果。

••• **奇異果：**意外地能放在冰箱裡撐很久。在網路上訂購時，賣家通常會送來還不太熟的奇異果，根據貨品本身的條件，最短兩週、最長則可以存放一個月。一般是以10顆為單位販售，所以一個人買2週分量即可。

●●● **葡萄**：缺點是必須每天洗來吃——先舀1匙小蘇打粉到水裡，再將葡萄放進去浸泡5分鐘，然後撈出來用水沖洗。黏在外皮上的白色物體不是農藥，而是葡萄糖和天然蠟，不必搓揉掉。葡萄在有水氣的狀態下保存容易腐爛，最好晾乾後再放進冰箱，即使有點萎縮也沒關係。

	紅葡萄（red globe）	紅無籽（crimson）	無籽葡萄（thomson）
品種	又名「巨峰」	無籽葡萄	
	連皮一起吃，最好連籽也咀嚼吃下。		
單位	2~4kg		

被視為減肥食品的香蕉，其實並不適合當成生存型食材，因為香蕉無法放進冰箱保存，放在室溫下也會很快就壞掉，並不推薦給上班族。雖然就簡便性與味道而言，香蕉是取代早餐的最佳水果，但因為網路上是以1串（約20根）販售，並不好處理，而且香蕉除了富含鉀之外，膳食纖維含量低、熱量又過高，因此並不適合。不過肚子有點餓時，倒是可以在公司附近的便利商店買一兩根香蕉當零食吃。

還有一些夏天的水果如西瓜與水蜜桃、我喜歡的櫻桃，以及吃起來很麻煩的鳳梨等，也是因為類似的理由被淘汰。儘管是自己非常喜歡的食物，但我們必須優先考量的選擇條件不是新鮮度或味道，而是比泡麵、什錦麥片可以更快、更輕鬆吃進嘴裡的天然食材，這一點請銘記在心。

嘴饞了，吃這些小點來充飢

請拋棄只在固定時間才吃東西的刻板印象。雖然這是個要吃三餐的世界，但我們準時吃三餐的習慣，在人類文明史上出現的時間還很短。無論是不餓也吃、或是肚子餓了卻因為要等吃飯時間而強忍著，都對身體不利。如果持續極端地讓身體挨餓，你就是在進行最近高人氣又掀起旋風的間歇性絕食。

間歇性絕食的相反就是間歇性暴食，當然間歇性絕食的基本概念也是禁止暴食，但可別小看人們的食欲。靠著意志力減肥卻每次失敗的人，即使進行間歇性絕食，失敗的可能性也很高。理由很簡單，因為間歇性絕食整體來說就是在挨餓，而試過的人都知道挨餓是很痛苦的。另外，兩相比較起來，以人類學而論這是妥當的主張，但從荷爾蒙觀點來看就會馬上被推翻。

如同血糖上升時會分泌胰島素，空腹時也會分泌出「類生長激素」這種荷爾蒙。類生長激素的分泌量與空腹時間有關，而高分泌量就會誘導身體變胖。[1]我們沒必要為了理解這一點而說明太深的醫學知識，總之，肚子餓的時候自然就會吃更多，除非擁有超乎常人的自制力，才有辦法

1 Matthias Tschöp et al., "Ghrelin induces adiposity in rodents", Nature 407 (October 2000): 908-913.

撇開類生長激素的影響攝取固定的食量，這是與凡夫俗子的我們不相干的事。至於暴食後胰島素會像海嘯一樣湧上，就不用我再多說了。

肚子餓的感覺並不是平白存在的，空腹時能量會慢慢減少，肚子餓就是要添加燃料的信號。這時稍微餵身體一點東西可以減少吃飯的分量，也有助於提升處理工作的效率。儘管如此，但零食要是隨意吃太多，胰島素可是不會原諒你的。若非要吃零食以稍稍壓制一下飢餓感，那就選擇不會明顯影響荷爾蒙的小點。

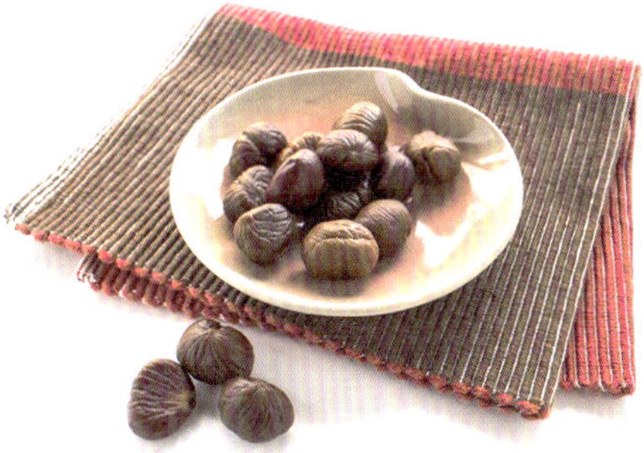

••• **栗子**：雖然栗子被歸類為堅果，但是脂肪非常少，而且其他成分和米飯很相似，包含許多無機營養素，是可以馬上補充碳水化合物的供給部隊。買生栗子回來料理很不方便，外包裝標示著「美味栗子」[2]且處理過的產品是不錯的選擇。這種栗子每包的分量大多是60克，雖然不知道你會不會吃這一類的下酒菜，但若是以每次吃一包來看，栗子是對身體非常有利的零食。不過要是吃下兩包……最後的結果你也知道！每次只吃一包栗子，超過的話就會變成肥肉。

2　「美味栗子」（맛밤）是韓國不少知名食品公司的栗子產品名稱，大多已剝皮處理過且採取密封包裝，便於隨時食用。台灣有些韓國食品專賣店也會販售這種零食，市場裡則有炒熟的栗子可以買來吃。

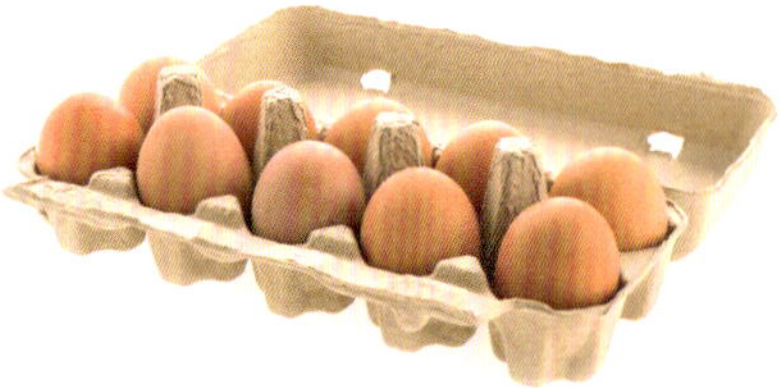

●●● **雞蛋：**不吃蛋黃只吃蛋白，可以只攝取純粹的動物性蛋白質，從這一點來看，蛋可是最棒的零食，而它的方便性就無須贅述了。

比起水煮蛋，我會選擇較易保存的烤雞蛋[3]。網路上通常以1盤（30顆）販售，在又熱又濕的夏天常溫下，可以保存2週。此外，網路上販售的烤雞蛋，價格幾乎和超市裡賣的生雞蛋沒什麼差異，平時可以放在包包裡，肚子餓的時候隨時拿出來吃，急著外出時也方便攜帶，是最棒的選項。如果家裡有烤箱，也可以自己製作，只要買一盤生雞蛋，放在烤箱裡以165℃烤35分鐘，就可以吃到熱騰騰的烤雞蛋。

●●● **堅果類：**前面已經談過堅果類的營養利弊，只要把吃的分量調整適當，堅果類就可以成為暫時壓制嘴饞的能量，最重要的是它含有的脂肪啟動不了大部分的胰島素系統。不過，還是要請你避開以500克或1公斤為單位販售的商品，盡可能買混合各種堅果類的「一日堅果」小包裝商品，而且是未加入糖、鹽處理過的。盡可能不要每天吃到一包以上，吃太多的話，不管是什麼營養素，最後都會變成肥肉。

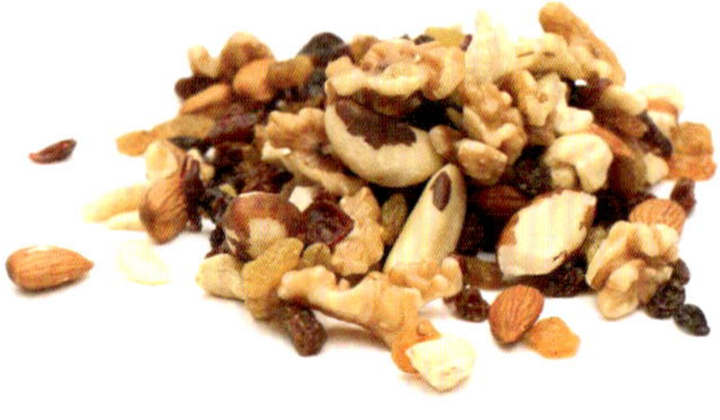

3 韓國人習慣烘烤雞蛋，通常會放在高溫石頭堆烤、或是用烤箱烤，以將表面的水氣蒸發掉。

如果沒時間吃飯，就吃什錦麥片

在你忙碌的日常生活中，很難再找到像穀類加工食品（早餐穀片、營養麥片等）這樣簡便的早餐。不過市面上販售的穀類加工食品，通常都加了太多砂糖，會給身體帶來負擔，而可以替代的家庭用穀類食品，就是muesli這種什錦麥片[4]了。

市面上販售的什錦麥片，通常還是加了不少糖分；標榜是有機農產的商品，價格又貴到不像話。與其買這些東西，倒不如自己做來吃更過癮，而且做法比煎蛋還要簡單。

沒有所謂的食譜，壓碎之後的小薄片燕麥就是基本食材，再依照自己的喜好放入果乾和堅果，然後放進適當的盒子裡保存就行了，不用花上10分鐘。我都會備妥一個月的分量，這樣一年只要準備十次。不過有麩質過敏的人，則必須尋找其他的替代飲食方案，這一點請留意。

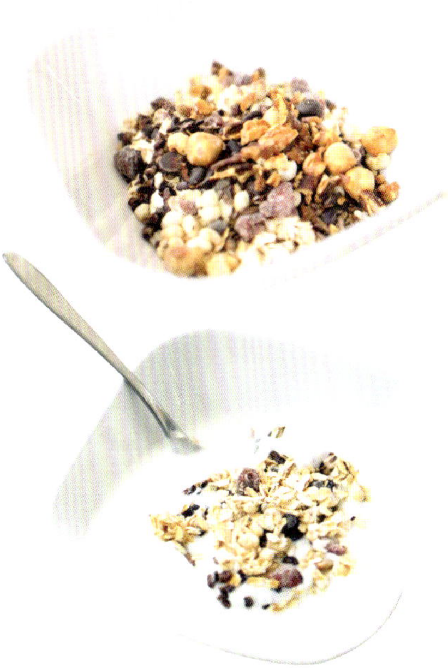

家庭用自製什錦麥片

4 這種什錦穀片的成分多以燕麥為基底，除了將穀物簡單地壓扁，還會加入堅果及果乾做為搭配。

●●● **燕麥片：**這是什錦麥片的基本材料，因為市面上流通的種類不多，反而更便於選擇。如果想要有市售穀類加工食品的爽脆口感，可以買便宜一點的crispy脆燕麥片。想要做出符合自己口味的什錦麥片，還需要堅果類和莓果乾，而既然都要買，就乾脆在同一家業者的網路商店中一次購齊，也可以省下運費。

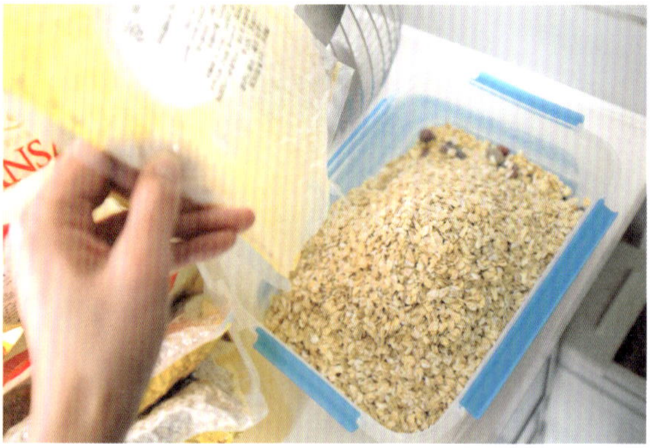

●●● **莓果乾：**比一般水果乾要小、味道酸甜，很適合和什錦麥片搭配，包括有葡萄乾、蔓越莓乾、藍莓乾等，其中最便宜又容易取得的就是葡萄乾。此外，除了葡萄乾，其他的莓果乾都醃過砂糖，所以請適量加入即可。

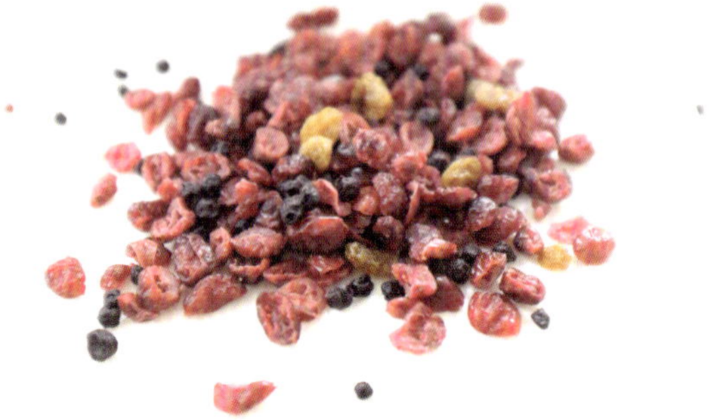

●●● **堅果類**：若想要製作可以大口舀來吃的什錦麥片，比起扁桃仁或腰果等堅果類，小一點的種籽類似乎更適合。除了常見的葵花籽或南瓜籽，還可以加入最近受到矚目的健康食品鼠尾草籽（chia seed）和亞麻仁籽（flaxseed）一起吃，同時兼顧美味和健康。就如之前提過的，種籽類含有豐富的Omega-3不飽和脂肪酸，對累積壓力的心血管很有幫助。巧克力在加工之前是可可豆碎粒（cacao nib），也是兼具風味和營養的食材。巧克力在營養學上的優點已是廣泛流傳的事實，在此先略過不提，好奇的人可以自己上網搜尋。雖然這些種籽都不算常見，不過我們只是在介紹各式各樣的食材，所以請不要覺得有負擔。

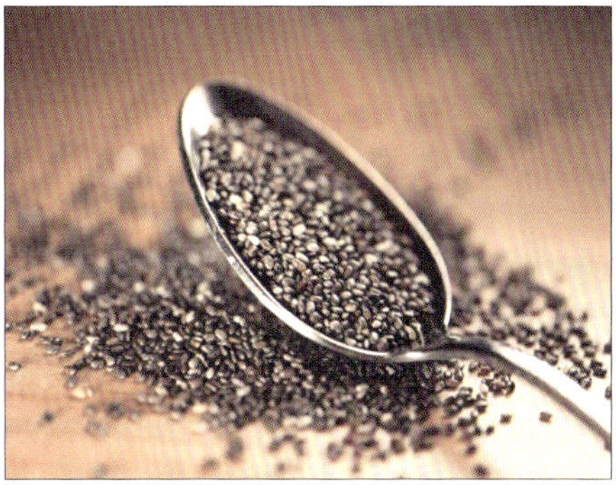
鼠尾草籽

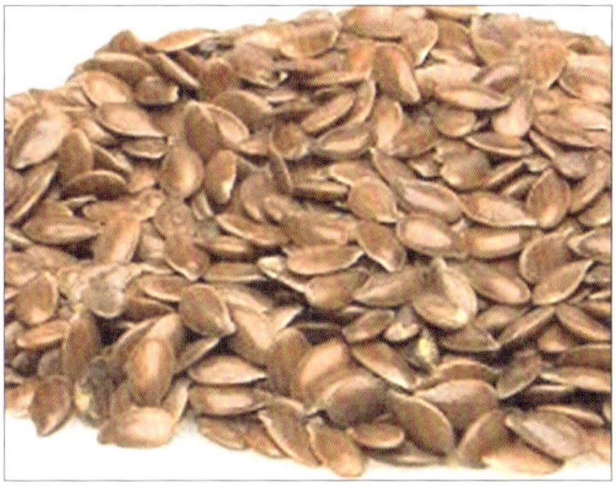
亞麻仁籽

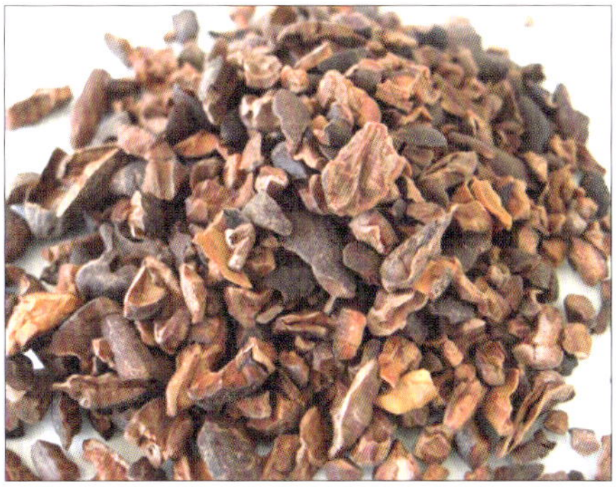
可可豆碎粒

••• **其他：**炒過的蕎麥或炒過的薏仁也是不錯的食材，即使不做成什錦麥片就直接吃，也很美味。中醫對蕎麥和薏仁的相關保健功效有較為詳盡的研究，在此我們就不深談。這兩種食材除了被運用作為藥材，也可輔助燕麥的食感，還具有添加香味的功能。

此外，最近深受矚目的超人氣食物——藜麥（quinoa），也是很不錯的選擇。比起同重量的米，藜麥擁有高出兩倍的蛋白質、六倍的鉀、七倍的鈣，以及約二十倍的鐵，當然和其他食材相比，它的價格較高，自然會讓人有所猶豫，但從營養層面來說確實是優良的選項，請記住這一點就好。再補充一件事，對於有麩質過敏的人來說，很可惜地，還是要請你準備其他方案，因為燕麥含有麩質，所以不是很好的選擇。

自己的腸子自己顧——優酪乳DIY

將牛奶倒進燕麥裡並加熱，就成為眾所皆知的oatmeal燕麥粥。但是比起牛奶，什錦麥片更適合和優酪乳搭配，尤其是有乳糖不耐症的人，喝優酪乳是比牛奶更好的選項。優酪乳在超市或便利商店都可以買到，問題是每次吃什錦麥片都要買優酪乳加進去，實在很不划算，所以不管再怎麼麻煩，既然我們都自己做什錦麥片了，那就再追加一項吧！請準備優酪乳發酵機。

優酪乳發酵機可以在網路上買到，有塑膠製和不鏽鋼製的，也有許多可以同時製作多杯一人份優酪乳的機種，不過製作原理都是一樣，如果不知道要選哪一種，就買1公升的（玻璃瓶）速成機型，我覺得十分好用。製作的時候，只要放進適量的乳酸菌和1公升左右的牛奶，再按下按鍵加熱6~8小時就行了。

優酪乳並不一定要跟什錦麥片配著吃，只要有其中一項就可以充當零食。把優酪乳當成冰淇淋的替代品也很不錯，只要一次買好冷凍的藍莓和芒果，每當想吃冰淇淋時，再把水果和優酪乳混在一起吃即可。希望那些總是受零食誘惑而減肥失敗的人，可以試著再這樣做做看。

關於吃這件事，還是越簡單越好

你現在馬上拿出智慧型手機，去搜尋「舊石器時代飲食法」或是「區域減重飲食法」，要不然就試著搜尋任何你聽過的常見減重食譜。這些都是為了說服繁忙又疲累的人們進行減重的最新飲食方式，但它們是否適合你忙碌的日常生活，又是另一個問題了。

我們活著所必須經歷過的一切，無論最後會變成什麼，過程都是越簡單越好，就像第三篇所聊到的E2S生存飲食也是一樣。跟食物有關的事，更是需要簡單易行，因為我們每天都要吃才能夠活下去。當你開始嘗試看起來有益健康、又多采神奇的食譜，它們自然就必須成為日常生活的一部分，如果這套飲食法很難讓人持之以恆地實行下去，不管再怎麼營養均衡，也是徒勞無功。雖然我一再反覆強調飲食對身體的重要性，但我們究竟要到何時才能抽出時間，好好坐下來管理自己的飲食呢？而且，還不只是要限制分量，連內容、吃法也要一起講究。

到目前為止討論的內容，若濃縮成一句話來表示，就是——「目前吃的食物繼續吃，只要照比例調整就行」。即使不吃低鈉飲食、不吃補充蛋白質的維他命，還是有其他方法可以在日常生活中照顧好身體，這樣是否還有必要仰賴那些飲食法，恐怕就有待商榷了。其實，只要確實地避開不好的食物，照著比例挑選有益身體的食物、並適當地食用，平常的料理就足以讓你變健康。如果不想成為各種營養產業和食品商的奴隸，不時在生活中發現新事物、新選擇的功課，就留給你自己去做了。

後記

成為自己人生的主人

我們再一次見面，是K沒考上醫學院研究所之後的事了。他的表情意外地開朗，但可能因為是文組出身的，他似乎準備得很吃力，聽他說起明年要再拚一次考試時，真是讓人心疼。我覺得應該要跟他說點什麼才對，當下也就這麼脫口而出了。

「K呀！我們的人生真是活得精彩，對吧？」

K呵呵地笑著回答我。

「都還沒到三十歲，就好像已經拍了幾部狗血電視劇一樣。」

為了激勵他，我又說了一句。

「那你明年考上的話，我們要不要一起寫本書？」

於是，這本書就這麼開始了，脫離常軌、在二十幾歲的人生中總抓不到頭緒而徘徊游移的K，這或許可以說是他的自傳。我們現在都三十幾歲了，而且走在跟剛認識彼此時完全不一樣的人生道路上。這段期間，我從假掰地背誦蘭波[1]詩作的留法學生變成了健身教練，K從夢想成為文壇新人的文學青年成為了醫學生。一路走來雖不順遂，但我們現在懂得了：只要擁有對自己的信任、以及繼續守護自身一切的意志，就可以過著更快樂的生活。

當然，難免也有快喘不過氣、或是厭煩到想放下一切的時候，但是當流下的汗水乾掉之後，再回過頭來看看，這就是「人生」。我們的日常生活要比想像中有著更多新機會與新發現，這本書裡所談到的，都不過是把日常中的再發現，經由身體語言加以解釋而已。透過這樣的探索，我和K都有了改變，希望你的生活也能因為運轉身體，而變得快樂舒暢。

這本書是我們倆絞盡腦汁、苦心致力的成果，想要獻上感謝與愛的對象太多了，我們決定不一一列名，之後再另外向家人與朋友致意。現代Mobis公司的金容玉科長，因為有他的協助，使這本書的內容得以更加精確，並發展為成熟的團體活動項目；讓我重獲新生、也是我心中永遠的老師李玉珍教練，在醫學院讀書、卻又再次毀了外貌（！）的K，以及二話不說就代替K盡心盡力完成攝影的Fitology主要示範模特兒郭明碩教練，在此也要向他們表達感謝之情。

最後，還要特別感謝允許我們使用《未生》漫畫內容的尹胎鎬老師，以及將不夠完美的原稿變成一本帥氣書籍的Wisdom House朴京順總編和李富妍部長。長久以來待在我們身邊、成為我們心中支柱的各位，也要再次謝謝你們，大家一定要變得幸福！

A寫於Fitology辦公室

1 阿蒂爾・蘭波（Jean Nicolas Arthur Rimbaud），十九世紀中期的法國知名詩人。

生活方舟 017

鍛鍊你的生存體力

體能新貧族最需要的運動懶人包

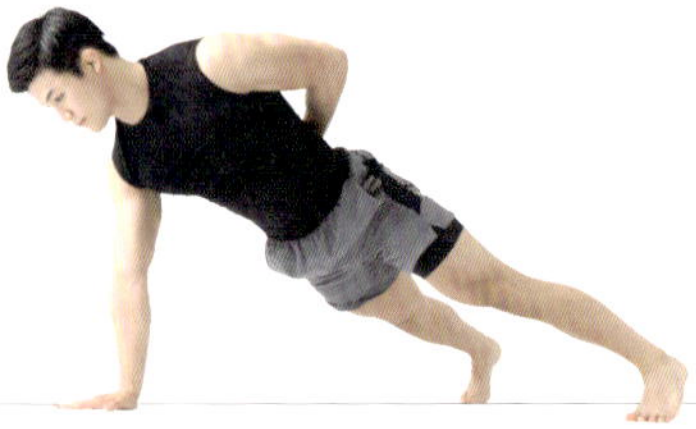

作　　者　Fitology體能學研究工坊
譯　　者　宋佩芬
內頁設計　比比司設計工作室
特約編輯　李月蕓

副總編輯　郭玢玢
總 編 輯　林淑雯
社　　長　郭重興
發行人兼出版總監　曾大福
出 版 者　方舟文化出版
發　　行　遠足文化事業股份有限公司
231 新北市新店區民權路108-2號9樓
電話：（02）2218-1417　傳真：（02）8667-1851
劃撥帳號：19504465　戶名：遠足文化事業股份有限公司
客服專線　0800-221-029
E-MAIL　service@bookrep.com.tw
網　　站　www.bookrep.com.tw
印　　製　通南彩印股份有限公司　電話：（02）2221-3532
法律顧問　華洋法律事務所 蘇文生律師
定　　價　340元
二版一刷　2017年11月

國家圖書館出版品預行編目（CIP）資料

鍛鍊你的生存體力：體能新貧族最需要的運動懶人包
/ Fitology體能學研究工坊著；宋佩芬譯. -- 二版. --
新北市：方舟文化出版：遠足文化發行，2017.11
面；　公分. --（生活方舟；17）
ISBN 978-986-95184-7-5（平裝）
1.運動健康
411.71　　106020285